养生堂给你的中医养生妙招

北京广播电视台《养生堂》栏目组 著

江苏凤凰科学技术出版社·南京

图书在版编目（CIP）数据

养生堂给你的中医养生妙招 / 北京广播电视台《养生堂》栏目组著. -- 南京：江苏凤凰科学技术出版社，2025.2. -- ISBN 978-7-5713-4806-9

Ⅰ.R212

中国国家版本馆 CIP 数据核字第 2024F8N998 号

养生堂给你的中医养生妙招

著　　　者	北京广播电视台《养生堂》栏目组
责 任 编 辑	汤景清
责 任 设 计	蒋佳佳
责 任 校 对	仲　敏
责 任 监 制	方　晨

出 版 发 行	江苏凤凰科学技术出版社
出版社地址	南京市湖南路 1 号 A 楼，邮编：210009
出版社网址	http://www.pspress.cn
印　　　刷	天津丰富彩艺印刷有限公司

开　　　本	718 mm × 1 000 mm　1/16
印　　　张	14
插　　　页	1
字　　　数	174 000
版　　　次	2025 年 2 月第 1 版
印　　　次	2025 年 2 月第 1 次印刷

标 准 书 号	ISBN 978-7-5713-4806-9
定　　　价	48.00 元

图书如有印装质量问题，可随时向我社印务部调换。

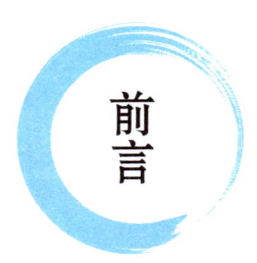

前言

　　北京广播电视台《养生堂》栏目自2009年1月1日第一期节目开播以来，至今已走过15年的温暖历程，深受广大观众的喜爱。观众们积极参与到节目的线上互动中来，给节目组带来了无限的支持与动力。因此，也让我们有了想要更进一步了解大家的健康需求、提升内容品质的想法和决心。

　　每一天，我们都在关心着观众们的健康状态。观众们喜爱的北京广播电视台《养生堂》栏目永远在与时俱进、与人俱进的路上砥砺前行。

　　随着生活水平的提高，大家对增强体质、延缓衰老、延年益寿的需求越来越多，提高生活质量、活出健康、活出精彩成为大部分中老年朋友的心声，对更科学、更便捷、更易操作的养生妙招的学习愿望也愈加迫切。相应的，我们也渴望能将更多有效的、贴心的、实用的养生妙招传播出去。

　　这本《养生堂给你的中医养生妙招》收录了北京广播电视台《养生堂》栏目近几年最新节目的优质内容，涵盖大脑、呼吸、心脏、脾胃、肾肝、肥胖、皮肤、骨头八大备受关注的健康主题，涉及众多常见小病小痛的中医治疗方法，为人们应对疾病提供一种简便的解决方案，能满足一家人的健康知识需求。这些中医养生妙招简单实用、干货满满，所涉及的小病小痛，都是现代生活中常见困扰人们的健康问题。

我们将一如既往，秉持科学为先的原则，继续坚持与权威医院合作，追踪最新的科研成果，介绍最前沿的医疗技术和手段。我们常年紧密合作的医院涵盖北京协和医院、北京医院、中日友好医院、中国医学科学院阜外医院、首都医科大学附属北京安贞医院、北京大学第一医院、中国人民解放军总医院、首都医科大学附属北京中医医院等多家三甲医院，它们既为节目提供了专业而稳定的医学专家资源，也保障了这本图书内容的科学性。

未来，我们会继续将更权威、更贴心的养生知识带到大家的身边。我们希望可以通过北京广播电视台《养生堂》栏目和最新图书与大家同舟共济。让我们以积极的态度保护日常身心，从根本做起，里应外合，力行最健康、最自然的养生之道，提高免疫力不生病，在健康的道路上幸福前行！

北京广播电视台《养生堂》栏目组
2024年11月

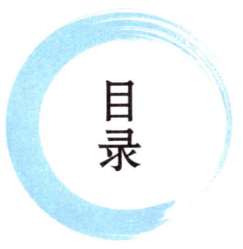

目录

第一章 大脑生病了怎么办

不明原因且反复发作的头痛，是怎么回事 / 2
如何在第一时间看出脑梗 / 5
怎样做才能减缓脑萎缩 / 9
容易健忘怎么办 / 13
多病共存的老年人该如何面对高血压 / 16
小脑的血被"偷走"了会怎样 / 20
"吃"大脑的寄生虫藏在这些食物里 / 23
中风了，心脑同调加针药并用 / 26
怎样才能更准确地辨别"狡猾"的脑膜瘤 / 30

第二章 让呼吸系统不再难过

高度警惕老年人肺炎 / 34
感冒咳嗽，该吃止咳化痰药吗 / 37
不可小觑的恶性打呼噜 / 40
肺结核该如何预防 / 43
治哮喘，中医有名方 / 46
甩掉老慢支，先避开这3个误区 / 49

如何能更早地发现肺癌 / 52

慢性咽炎有可能会引发喉癌 / 56

第三章　如何拥有一颗强心脏

长期睡不安稳，心脏容易出问题 / 60

这些人是心梗的危险群体 / 63

心脏多久会达到使用极限 / 66

四参养心汤：冠心病的中医养护方 / 69

心肌"偷懒"的原因是什么 / 73

心跳太慢一样会"伤心" / 75

心悸不慌，分型对治 / 78

心源性猝死的黄金救治时间只有4分钟 / 81

第四章　脾胃受损怎么办

胃着凉后会发生什么 / 86

胃溃疡有哪些症状 / 90

消化不良：胃里生了"石头" / 95

肠道功能紊乱了怎么办 / 98

萎缩性胃炎其实并不难治 / 101

哪种胃病最容易癌变 / 104

食管癌的发生和血瘀有关 / 108

幽门螺杆菌最怕什么 / 111

调理脾胃的宫廷良方 / 115

第五章　肾好肝舒人不老

不是所有腰疼都是肾虚引起的 / 120
得了脂肪肝，饮食要清脂 / 124
预防酒精肝该怎么做 / 127
预防肾结石的关键在多喝水 / 130
蛋白尿是慢性肾病的典型特征之一 / 133
共同进餐不是乙肝的传播途径 / 137
肝癌是可以被阻断的 / 140
长寿养肾，古方古汤少不了 / 144

第六章　肥胖会导致哪些健康问题

苹果型身材更容易患难治的高血压 / 148
肥胖是糖尿病的首要危险因素 / 151
血脂的高低和体重之间是什么关系 / 155
肥胖女性是胆结石的高发人群 / 158
由肥胖引发的并发症 / 161
减肥要得法，先辨清体质 / 164

第七章　肌肤难题如何破解

你的老年斑健康吗 / 168
动作缓慢是一种病 / 172

皮肤瘙痒，名方浸浴药到病除 / 175
银屑病，免疫力紊乱的表现 / 179
湿疹，内调外治效果好 / 182
黑棘皮和小疙瘩都是皮肤癌常见的信号 / 186
脸上斑点多，使用洋参经典方 / 188

第八章 如何养出好筋骨

常见的肩周疾病能自行康复吗 / 192
腰椎间盘突出，药包热敷除腰痛 / 196
老年人如何预防骨质疏松 / 199
对于痛风，我们常有这样的误解 / 202
颈椎问题，宫廷正骨学起来 / 206
保膝运动，远离骨关节炎 / 209
平衡力——老年人防摔要点 / 213

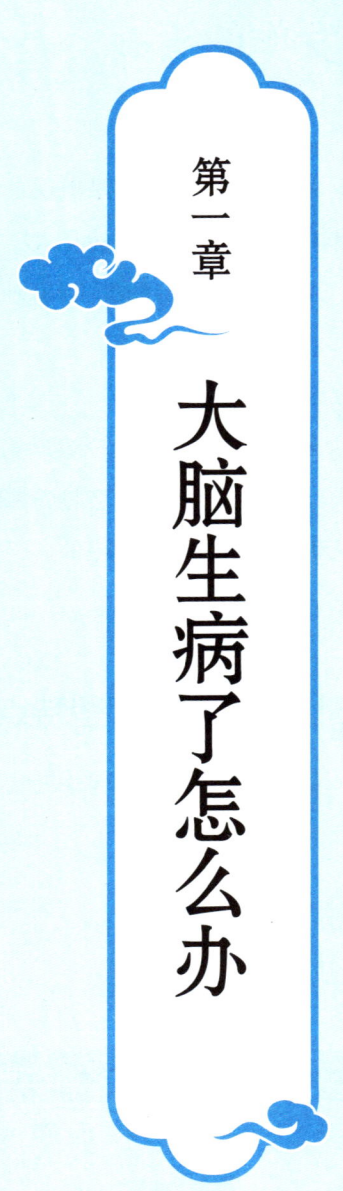

第一章　大脑生病了怎么办

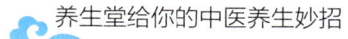

不明原因且反复发作的头痛，是怎么回事

中医讲："通则不痛，痛则不通。"生活中，如果出现过或正在经历着不明原因且反复发作的头痛，就要格外警惕了，因为这很可能是大脑血管出现了"不通"的危险情况，严重时甚至能致命。这种情况属于自发性脑出血，究其原因，是由脑动静脉畸形引起的。

中医上，将脑动静脉畸形划分到了血管瘤的范畴。宋代《圣济总录》中明确指出："瘤之为义，留滞不去也……及郁结壅塞，则乘虚投隙，瘤所以生。"意思是说，当身体中的气血凝滞不流通的时候，类瘤的赘生物就会趁着郁结的气血壅塞。正常人大脑中的血管是连续性的，而脑动静脉畸形人大脑中的血管犹如一团乱麻，气血壅塞、不畅，处于十分复杂的状态。

脑动静脉畸形引发的自发性脑出血有哪些特点

- 年龄覆盖范围广，从婴儿到70岁的老年人都有可能患病。
- 症状容易混淆，具有头痛、耳鸣等这类感冒发热的常见症状表现。
- 致残、致死能力强。

如何区分自发性脑出血和高血压脑出血

自发性脑出血	高血压脑出血
突然出现剧烈头痛	突然出现剧烈头痛，并伴呕吐、大小便失禁
颈部发僵、恶心、呕吐、晕倒	出现一侧肢体麻木、无力
出现发呆或嘴歪眼斜、口吐白沫、肢体抽筋	出现语言不清
出现不典型的头痛、钝痛、胀痛	伴随一定程度的意识昏迷

由此可见，自发性脑出血与高血压脑出血的众多症状相似，二者也很容易混淆。

脑动静脉畸形让血管长期处于高压状态，血管壁受损严重，非常容易破裂，随时会有生命危险。所以要依据病情状况，可以中西医结合治疗，但如果需要手术，就必须用手术解决。

医学专家提醒

当出现不明原因且反复发作的头痛时，即使休息后能够缓解，也应该尽早到神经外科查一下脑血管，以免延误病情。此外，因为脑动静脉畸形是脑血管先天性、非肿瘤性发育异常，很容易破裂，就像定时炸弹一样，所以切记不能剧烈运动。

脑动静脉畸形患者的日常护理注意事项

- 饮食要清淡且易于消化，保持体内水和电解质的平衡。
- 便秘患者切忌大力排便，可选择遵医嘱使用泻药。
- 高血压患者要保持低钠饮食。
- 要避免过度疲劳和高强度的体力劳动。
- 戒烟酒，保证充足睡眠，避免情绪激动。

医学专家提醒

脑动静脉畸形患者应以低盐、低脂、高蛋白质的饮食为主。药食两用、功效相契合的食材可以优先考虑，比如下面这道改良版的豆酱香芋牛腩煲就非常适宜。

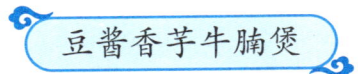

豆酱香芋牛腩煲

食材

牛腩150克、小芋头4～6个、黄豆酱2小勺、肉桂5克、红曲米5克、陈皮5克、葱5克、生姜3克、料酒适量、食用油少许、清水2小碗、冰糖4粒。

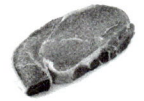 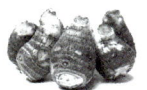 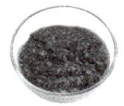 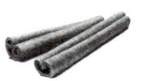 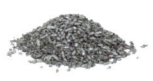 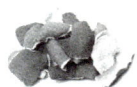

牛腩　　　小芋头　　　黄豆酱　　　肉桂　　　红曲米　　　陈皮

做法

- 将小芋头蒸熟后去皮，切成块备用。
- 将牛腩切块，用水焯煮3分钟，捞出备用。
- 热锅倒油，葱、生姜下锅，放入牛腩，加入料酒去腥，炒热。
- 放入黄豆酱，加入适量清水，加入冰糖和调味布包（肉桂、红曲米、陈皮）。
- 最后往锅内倒入小芋头块炖煮约10分钟至熟即可。

营养解析

调味布包中的食材，肉桂有引火归原、破血消癥、活血化瘀的功效；红曲米有降血脂的功效；陈皮有和胃化痰的功效，都十分适合脑动静脉畸形患者食用。另外，小芋头有健脾开胃、充饥的效果，可以有效控制食量，对上了年纪却贪嘴的老年人来说尤有助益。

如何在第一时间看出脑梗

中医上,脑梗死(简称"脑梗")属于中风的范畴。同时中医认为脑梗患者多属身体禀赋不足、年老正衰、肝肾不足,或因患者嗜酒过度、饮食过量,损伤脾胃,内生湿浊,进而化热,阻滞经脉,复加情绪不稳、气候变化等诱因,以致血气不畅,影响大脑,进而发展为梗。

上了年纪的人,血管会自然地逐渐硬化。如果本身还有高血压、高血脂或者糖尿病,以及不良的生活习惯,大脑血管堵塞发生的概率就会大大提升。大脑血管堵塞了,便会引起一系列的神经功能缺损。

血管如果发生了动脉硬化,同时伴有斑块破裂,就会造成内膜的褶皱不平,进而激活血小板,使它凝成块。而血凝块极其不稳定,会随着血流到大脑,堵塞脑部血管,造成脑梗。了解了这个病理过程,也就不难理解脑梗会出现的主要症状了。

脑梗的主要症状

- 头晕。
- 言语表达障碍。
- 半身肢体无力。
- 黑矇(眼睛不能看到或看清物体,眼前发黑)。

脑梗除了上述的主要症状,还伴有情绪低落、不爱理人、开车不走直线、不会用手机、不会用筷子等具体表现。

中医认为"元气不足则九窍不利",头晕是虚实夹杂的问题,虚证是元气不足,实证是风火痰瘀,根本原因是痰瘀互结。痰瘀随着逆乱的气血到达五脏六腑并逐渐聚集形成痰核,也就是西医所说的斑块。斑块破裂会导致脑梗发生,因此要警惕痰瘀互结的症状,早发现早治疗。

脑梗发作时，需要做到以下几点

- 脑梗发作时，首先拨打"120"急救电话。
- 脑若心跳停止，要立即做人工呼吸和心肺复苏术。

按摩百会穴，醒脑开窍

除了病发时正确、及时的处理，脑梗的预防也尤为重要。中医预防脑梗的方法有很多，比如穴位按摩就是一个不错的方法。

具体操作

按摩时，将五指并拢成锤状，轻捶百会穴，力度以感到舒适为宜，早晚各1次，每次3~5分钟。按摩该穴位可以醒脑开窍，有助于延缓大脑衰老。

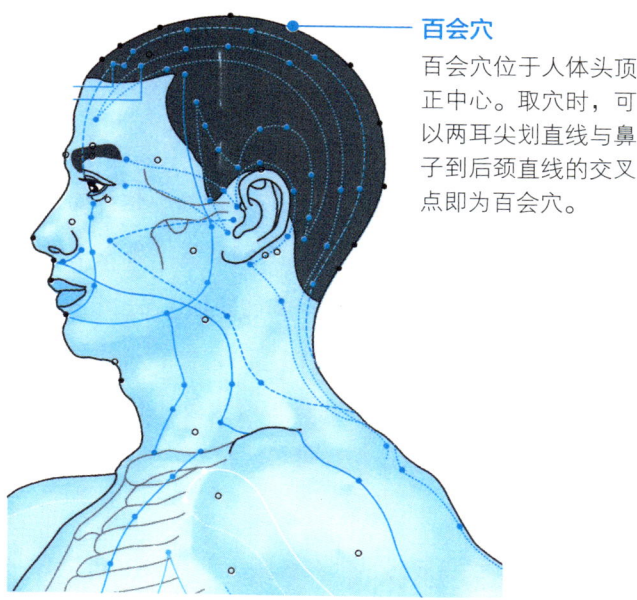

百会穴

百会穴位于人体头顶正中心。取穴时，可以两耳尖划直线与鼻子到后颈直线的交叉点即为百会穴。

远离脑梗，饮食上如何注意

预防脑梗的发生需要调控血压、血脂和血糖，因此饮食上需要避免高脂肪、高嘌呤的食物。下面推荐对血管健康非常有帮助的一道菜和一种代茶饮。

肉末茄子烧海参

食材

猪肉末1小碗、圆茄子1个、海参3个、葱段8克、生姜3片、料酒1勺、酱油20克、蚝油1勺、胡椒粉2克、白糖3克、清水1小碗、食用油少许。

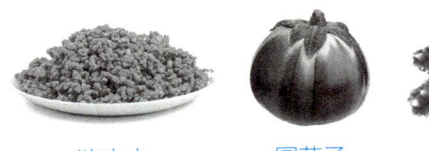

猪肉末　　圆茄子 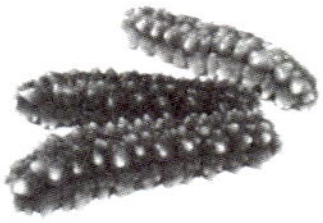　　海参

做法

- 将圆茄子去皮洗净切方丁备用。
- 起锅倒油，放入葱段、生姜片，煸炒至略带金黄色。
- 下入猪肉末，炒至变色后加入茄丁，翻炒均匀后盖锅盖，改成中火焖制1分钟左右，加速茄子煮熟。
- 海参洗净切丁，下入锅中，加入料酒、酱油、蚝油、胡椒粉、白糖调味，再加入适量清水，改成大火烧至入味，收汁即可。

营养解析

猪肉为中等嘌呤食材，海参为低嘌呤食材，两者都比较适合"三高"人群食用。而且，海参还能养血润燥，具有止咳化痰、养血安神的功效，对于肠燥便秘、肺燥、咳嗽、多痰的人很适合。

防梗红杞茶

茶方

藏红花0.3克、枸杞子3克、花旗参3克、山楂3克。

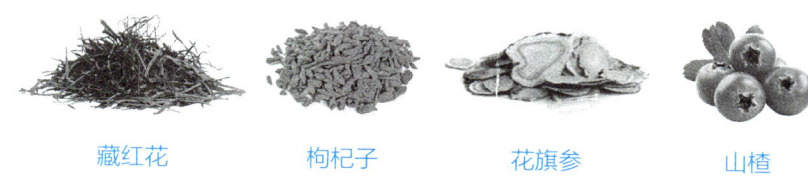

| 藏红花 | 枸杞子 | 花旗参 | 山楂 |

做法

用80℃左右的水冲泡上述材料，喝完水后将药材渣一同吃掉效果更佳。

营养解析

此代茶饮中，藏红花具有活血散瘀、散郁开结的功效，有助于预防心肌梗死、脑梗和血栓。枸杞子能补益肝肾，提高免疫力。花旗参能补充身体损耗的气，具有益气养阴、清热生津的功效，在条件不足的情况下，也可以用太子参或西洋参来代替。山楂具有消食健胃、活血化瘀的作用。常喝这道茶，可以活血化瘀、滋阴补气、祛除寒邪，对脑血管的健康大有益处。

医学专家提醒

此茶孕妇不宜饮用。如果没有藏红花，也可以用红花代替，用量为1克。

怎样做才能减缓脑萎缩

大脑从 20 岁开始进入衰老阶段。随着年龄逐渐增加，大脑的体积也会逐渐缩小。80 岁的大脑，体积只相当于 20 岁的大脑的一半。所以上了岁数的人，大脑形态不可能像年轻人一样饱满。但脑萎缩并不代表脑老化，与实际年龄不符的超龄老化才是病态的。

从中医角度来看，脑萎缩属于痴呆、健忘、眩晕、痿证和震颤的范畴。《黄帝内经》中有"肝主筋脉，肾主骨生髓，脑为髓海，髓海空虚，脑失所养，气血濡养经络骨结"的论述。可见，气血亏于内，营卫有所不贯，脏腑由之不和，因而脑萎缩应以整体治疗为基本理念，才会得到较好的效果。

身体出现哪些情形会加速脑萎缩

- 中风——发生一次即可使大脑老化 10 年以上。
- 长期高血压——血管变硬、管腔变窄、大脑缺血缺氧。
- 高血糖——血管弥漫性损害会造成大脑缺血缺氧。
- 高胆固醇血症——动脉粥样硬化，血管壁上的沉积物使血管壁变窄，供血不足。

除以上情形外，阿尔茨海默病、脑外伤、脑积水、遗传性的脑白质营养不良等疾病也会加速脑老化，引发脑萎缩。

掌握大脑是否萎缩的自测方法

如果老年人（尤其 70 岁以上）可以独立完成一些家务，比如做饭、扫地、针织等，那就说明脑老化的程度正常，基本没有问题，距离脑萎缩还有比较遥远的距离。

既然大脑会随着年龄的增长而逐渐呈现生理性的老态，那么，如何区分脑萎缩是生理性的还是病理性的呢？

生理性脑萎缩	病理性脑萎缩
生理性脑萎缩与年龄相关，是一个自然的、不可逆的过程，主要表现为健忘、情绪不佳、兴趣丧失等症状	由中风、高血压、高血糖、高胆固醇血症等相关疾病引发的或加速的脑萎缩是病理性脑萎缩，主要表现也比生理性脑萎缩要复杂，体现出合并高血压、高血糖、头痛、头晕、失眠等症状

医学专家提醒

确诊脑萎缩的科学方式是脑部 CT 检查。

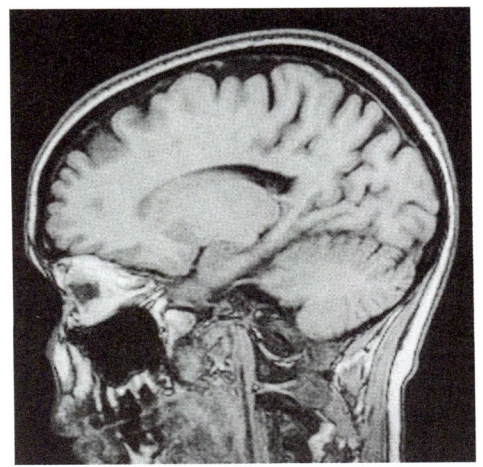

正常大脑的侧面

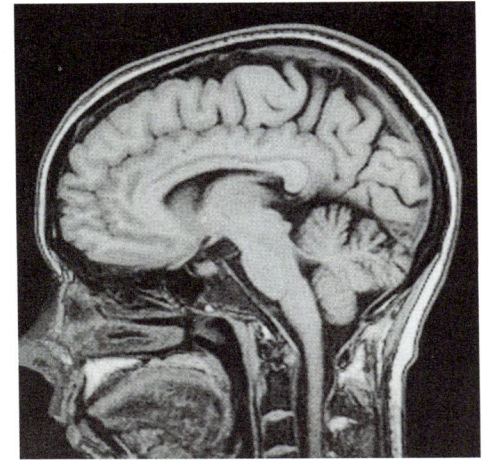

老化大脑的侧面

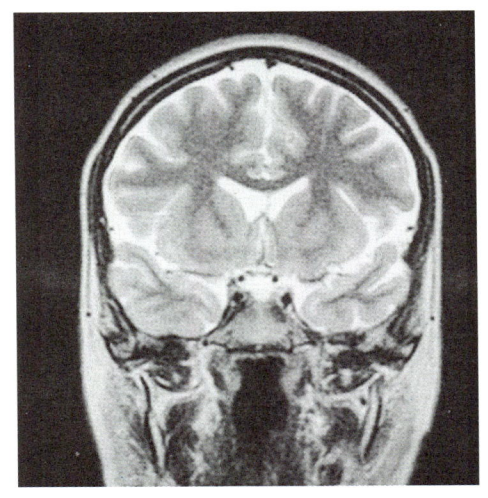

正常大脑的横截面

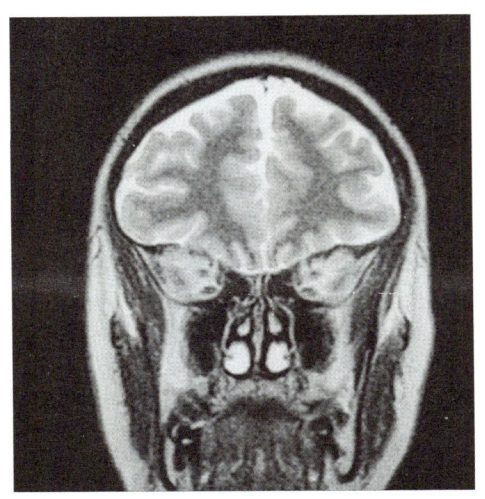

老化大脑的横截面

脑部 CT 检查是大多数人在出现脑部问题时所进行的一项检查。不少老年人认为 CT 检查对身体有辐射，因此比较排斥，以至于脑部一些疾病因为没有及时进行治疗而带来更严重的伤害。所以，在医生的建议下我们应该酌情进行 CT 检查，这样才能够及时了解问题，帮助医生制订准确的诊疗方案。

预防脑萎缩的日常运动

坚持每周至少 150 分钟的高效有氧运动。

生活中常见的有氧运动包括游泳、步行、慢跑、骑自行车、打太极拳、跳广场舞、做韵律操，等等，其中不乏适合中老年人的项目。按照规定的时间，若运动后身体微微出汗，说明心率处于最佳状态，脑血管得到锻炼。长期坚持，可以有效预防脑萎缩。

预防脑萎缩的饮食注意事项

在脑萎缩患者的饮食上，要注意少辛辣、少油腻。下面这道鱼香杏鲍菇改良了传统的鱼香汁，加入了护脑的食材，口味酸甜，非常适宜脑萎缩患者食用。

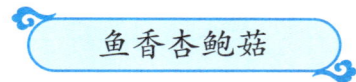

鱼香杏鲍菇

食材

杏鲍菇 200 克、胡萝卜 2 根、木耳 6 朵、青椒半个、西红柿 1 个、番茄酱 2 勺、醋 1 勺、白糖 8 克、生抽 1 勺、水淀粉 1 勺、葱 10 克、生姜 5 克、大蒜 2 瓣、食用油少许。

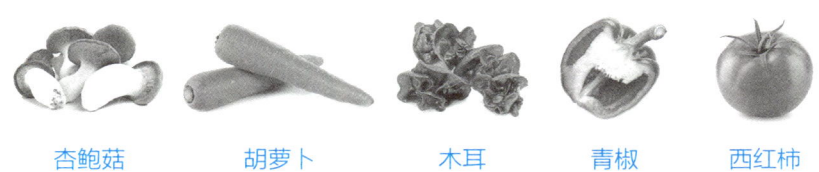

杏鲍菇　　胡萝卜　　木耳　　青椒　　西红柿

做法

- 杏鲍菇洗净切条，木耳洗净切小条，青椒洗净切丝，西红柿洗净切小丁；胡萝卜去皮，一根切丝，另一根榨汁，备用；葱、生姜、大蒜切末备用。
- 将切好的西红柿和适量番茄酱，与胡萝卜汁一起炒制成红油汁。
- 锅中倒入食用油，放入炒好的红油汁，再依次放入葱姜蒜末、杏鲍菇、木耳、青椒煸炒。
- 碗中放入醋、白糖、生抽、水淀粉制作成碗芡。
- 将碗芡烹入锅中，翻炒均匀即可出锅。

营养解析

此道菜中，杏鲍菇和木耳含有丰富的多糖，二者搭配具有降血脂、降胆固醇的作用。番茄酱和西红柿中所含的番茄红素具有很强的清除自由基能力和抗氧化能力，在降低血管疾病风险方面表现突出。青椒富含维生素C，可以抗氧化，使大脑延缓衰老。

喝参茶也能预防脑萎缩

参茶，通常指用西洋参的中段精华部分所泡出的茶品，后泛指各种参类茶。我国服用野生山参已有四千年的历史，后来西洋参从西方传入我国。

根据不同季节身体的不同需求，以参带茶，搭配不同的茶品，可以有效延缓大脑衰老：清明以后，西洋参配绿茶（绿茶能清头目、除烦渴、化痰消食、降血脂、抗衰老）；立秋以后，西洋参配乌龙茶（乌龙茶能化痰利湿、降血脂、抗老化）；到了冬天，西洋参配红茶（红茶能驱寒温中、开胃健脾，可预防高血脂和冠心病）。

在用法上，开水冲泡即可。在用量上，应季茶叶5克/次、西洋参3~5克/次。

医学专家提醒

首选西洋参，也可以用人参。二者区别在于，人参性温热，西洋参性寒凉，可依据自身的体质状况选择使用。

容易健忘怎么办

"脑为髓之海,其输上在于其盖,下在风府。""髓海有余,则轻劲多力,自过其度;髓海不足,则脑转耳鸣,胫酸眩冒,目无所见,懈怠安卧。"

——《黄帝内经·灵枢》

人到老年,先天和后天都开始不足,髓海失养的情况较为多见。髓海失养一旦形成,要想做到头脑灵活就很难,轻则健忘,重则血管性痴呆。而导致血管性痴呆很重要的一个原因,就是脾肾两虚,中老年人大多都会有脾肾两虚的情况。

如何自查是否脾肾两虚

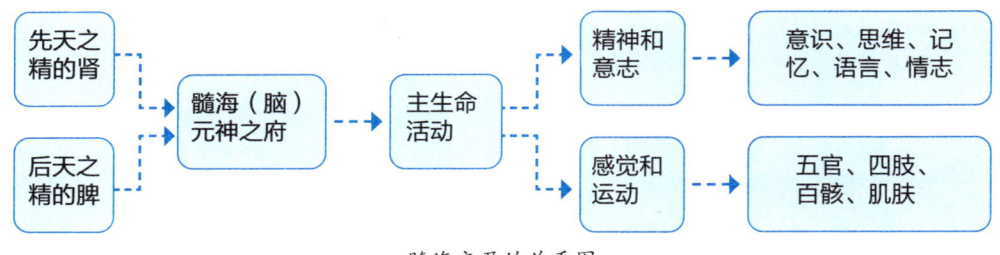

髓海充盈的关系图

髓海是由先天之精的肾和后天之精的脾为共同来源的。髓海作为元神之府,能主生命活动。髓海有两大作用:一是让我们拥有意识、思维、记忆、语言、情志等精神和意志的内容;二是让我们的五官、四肢、百骸、肌肤都具备感觉和运动的能力。

如果脾肾两虚不能濡养髓海,就会出现髓海失养的情形,进而出现血管性疾病。反过来说,如果一位老年人年过80岁还耳聪目明,头脑灵活,那么这位老年人肯定是一位拥有健康生活方式且擅长濡养髓海的人。

如何濡养髓海

一是三七粉加西洋参粉；二是灵芝孢子粉；三是枸杞子。这里先列举其中之一。

濡养髓海健脑方

药方

三七粉1克、西洋参粉1克（每种全天最大量不能超过3克）。

做法

将以上药材用凉白开水先搅拌成糊状，再用90℃左右的水冲泡。在这种条件下，药效才会发挥最佳效果。

医学专家提醒

具体用法用量，需遵医嘱。

常做手指操，人老神不老

想要髓海充盈，除了选择对症、优质的药材，运动也必不可少。给大家推荐一套健脑手指操，经常做健脑手指操，对大脑保健有积极的作用。

动作要点

一只手做出"OK"的手势，另一只手做出"Yes"的手势（伸出食指与中指）；双手交换，做出之前另一只手的姿势，注意尽量做到同时交换。

可以提升记忆力的养生食材

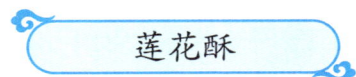
莲花酥

食材

面粉 500 克、红豆沙 100 克、葡萄干 30 克、核桃仁 50 克、巴旦木 30 克、清水 100 克、食用油适量。

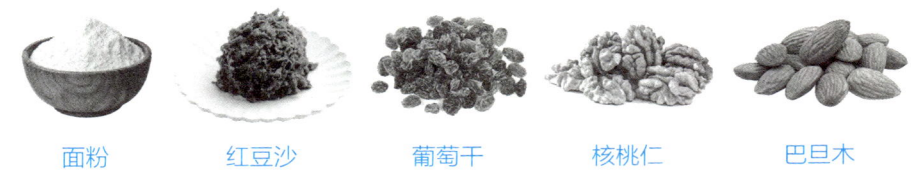

面粉　　红豆沙　　葡萄干　　核桃仁　　巴旦木

做法

- 首先按照水、油、面粉 1∶2∶5 的比例，提前和好一块水油面，再按照油、面粉 1∶2 的比例提前和一块酥心面，最后将核桃仁、巴旦木处理弄碎，备用。
- 将葡萄干、核桃仁碎、巴旦木碎放入红豆沙里，混合在一起。
- 将提前备好的水油面和酥心面都擀成长片，大的水油面折叠包裹酥心面。
- 将包裹后的面擀成长方形，像叠被子一样折叠一起，醒 2 分钟后再次擀开，卷成卷状，切成小剂子。
- 将剂子像擀饺子皮一样擀开，把馅料包裹在面皮中，用刀划口，划出 6 瓣。
- 锅中倒油，放入炸制，形状开花后盛出即可。

营养解析

莲花酥是非常著名的点心之一。在这道莲花酥中，添加了几种家中常见的养生食材，于是这道点心就变成了能护心、提高记忆力的点心。

其中，红豆沙富含滋养神经的维生素 B_1、维生素 B_2，以及蛋白质和铁元素。葡萄干富含白藜芦醇，可以有效预防细胞老化。巴旦木富含维生素 E、类黄酮，可以有效抵抗自由基。核桃仁里的锌和锰元素是脑垂体的主要构成成分，可以滋养大脑。

养生堂给你的中医养生妙招

多病共存的老年人该如何面对高血压

相关数据显示：80岁以上的人群中，70%~90%患有高血压。我们对高血压都不陌生，尤其是对多病共存的老年人来说，这关乎生死。降压是一件麻烦事，尤其是对于患有高血压合并心脑血管疾病的老年人，因为有时血压降到正常范围反而会引发致命危机。临床上，这种情形十分常见。

在中医上，高血压的产生有四种原因：第一种是因为年纪大气虚，血流速度慢，血液中黏稠物沉积，管腔变窄，压力增大；第二种是因为体质，有的人一到冬天或紧张的时候就会出现血压升高的情况；第三种是因为气滞，心理压力大导致情绪焦躁或紧张，就会影响到气机的运行，产生气滞的情况，气滞就形成了血瘀，出现瘀阻；第四种是因为阴虚，体内的阴液不足，血液的黏稠度也会增加，进而出现高血压。

多病共存的老年人该如何面对高血压

对高血压合并心脑血管疾病的老年人来说，他们出现高血压的原因，不单纯属于以上四种中的一种，而且也不能以简单地降低血压为最终目的。

多病共存的老年人，80岁以前的高血压会随着年龄的增长逐渐发生喇叭形的血压变化，主要是动脉硬化导致收缩压的明显上升。由收缩压供血的大脑在逐渐适应这个过程之后，如果降到正常值，反而会引发大脑充血不足，进而出现头痛、恶心、眩晕等表现。此时老年人若发生跌倒，有可能危及生命。所以，对于这样的老年人找到控压的平衡点是非常重要的。

80岁以后，人体内的激素水平明显下降，同时身心压力变小，血压会呈现整体慢慢下降的趋势，且新发高血压较少，这时只要不产生心脑血管发病的威胁，就不用对血压采取积极的控制了。

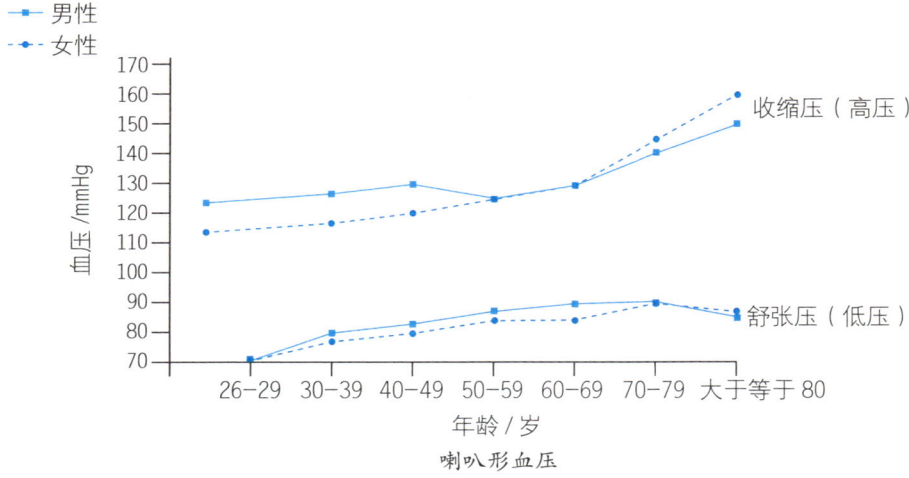

喇叭形血压

老年人的血压控制目标

《中国老年人高血压管理指南2023》中明确指出：80岁以上的老年人，血压降至150/90mmHg以下即为标准，65～79岁的老年人，血压控制在130/80mmHg以下。

按摩印堂穴：清头明目、通鼻开窍

我们可以通过传统穴位疗法缓解高血压带来的头痛和眩晕症状，比如按摩印堂穴。

具体操作

用指腹按揉印堂穴，早晚各1次，每次2~3分钟。或用拇指、食指捏起两眉间皮肤向上提拉，早晚各50次。

功效

可有效缓解前额头痛和眩晕，有清头明目、通鼻开窍的作用。

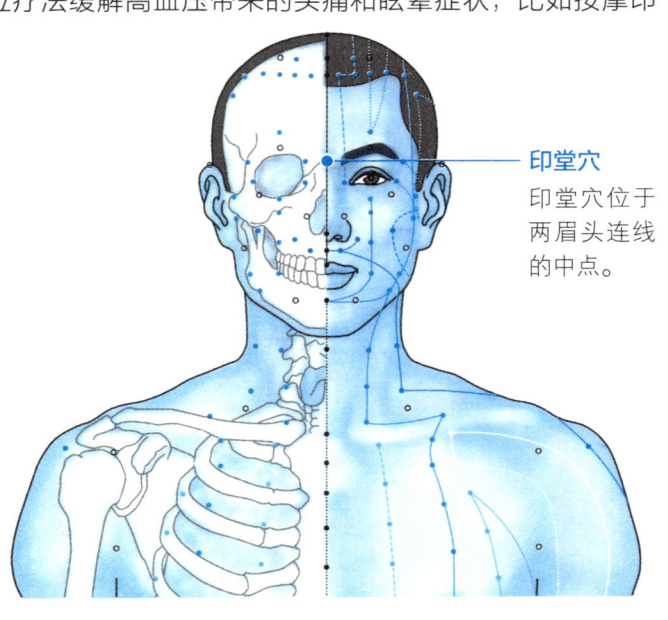

印堂穴

印堂穴位于两眉头连线的中点。

预防高血压的日常饮食

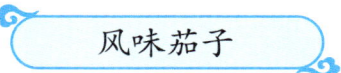

风味茄子

食材

玉米淀粉120克、长茄子250克、桂圆肉10克、食盐3克、白糖5克、醋1勺、小葱10克、老抽1勺、清水1小碗、食用油少许。

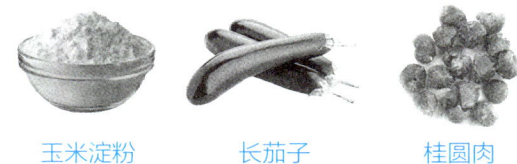

玉米淀粉　　长茄子　　桂圆肉

做法

- 将长茄子洗净切成长菱形块，备用。
- 给玉米淀粉加适量水，搅拌至酸奶浓稀程度的糊即可。
- 给长茄子撒上食盐，搅拌均匀，再倒入和好的糊，摇匀。
- 起锅倒油，油六成温时，放入长茄子，将长茄子煎至金黄色，倒出锅中多余的油脂。
- 用适量食盐、白糖、老抽、醋、桂圆肉调汁，倒入锅内，翻炒均匀，最后撒入小葱即可。

营养解析

这道菜中，茄子可以有效预防高血压。很多高血压患者有血瘀的情况，而茄子有很好的活血化瘀功效。从中医角度来说，活血化瘀容易伤心气，所以活血化瘀的食材搭配补心益气的食材一起用，效果更佳，因此搭配上了甘甜的桂圆肉。

葡萄芹菜汁

食材

葡萄 500 克、芹菜 4~5 根。

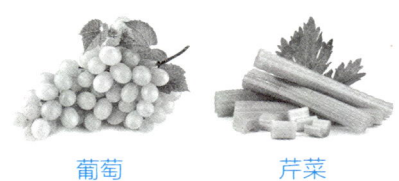

葡萄　　　　芹菜

做法

将葡萄和芹菜榨成汁，取葡萄汁、芹菜汁各 1 杯，混合后用温开水送服，每日 2~3 次（每次 100~150 毫升为宜）。

营养解析

高血压患者可以常喝葡萄芹菜汁。芹菜汁有清热去火的作用，可以清肝；葡萄汁可以健脾补肾。所以，两者榨汁能够帮助调节血压。

注意：腹泻者不宜饮用。

养生堂给你的中医养生妙招

小脑的血被"偷走"了会怎样

当你想拿某样东西的时候，看见东西就放在桌子上，伸手过去拿，却怎么都拿不到；当你鼻子周围痒想挠一下的时候，却怎么都无法准确挠到鼻子。遇到这种情况，千万不要大意，很可能是小脑生病了，发生了小脑供血不足的情况。

中医认为，病位虽在脑髓血脉，但多由气血失调、饮食失节、情志低落等因素诱发，且涉及心、肝、肾、脾、肺。小脑决定了体温、心跳、出汗和平衡，作为生命中枢非常重要。那么，如何知道自己的小脑是否出现供血不足、气血失调的情况呢？

在家自测小脑是否健康——反跳试验

两人一组，一方屈臂，另一方将其手臂用力外拉，然后突然松手，看屈臂人的手臂是否能返回到自己的身前即可停止。如果出现了反弹回来的手臂打到自己身上的情形，说明小脑可能存在健康问题。

医学专家提醒

当小脑缺血的时候，最典型的症状就是头晕。

各种头晕的解读与区分

头晕情况	解读和区分
运动时发生的头晕、手麻、口齿不清	脑梗的预警信号
突然转身时引发的头晕、恶心、出冷汗	可能是位置性眩晕或梅尼埃尔氏病
低头一段时间突然抬头后头晕	颈椎病
生气后发生的头晕	长期高血压或低血压
梳头、整理衣领、拎东西时用力过猛的头晕	锁骨下动脉盗血综合征

注意：锁骨下动脉盗血综合征是指在锁骨下动脉或头臂干上，椎动脉起始处的近心段，有部分的或完全的闭塞性损害，由于虹吸作用引起患侧椎动脉中的血流逆行，进入患侧锁骨下动脉的远心端，导致椎-基底动脉缺血性发作和患侧上肢缺血性的症候，可能会有脑缺血或上肢缺血的症状。

预示小脑缺血的明显症状——双臂血压不一致

当在给双臂测量血压时：

- 如果两侧的血压差不超过 10mmHg，说明是正常的，10~20mmHg 之间大体也可以算是正常的。
- 超过 20mmHg，说明血管可能有问题，存在狭窄的情况。
- 超过 30mmHg，说明血管问题很大了，一定要去医院就诊。
- 超过 40mmHg，则说明血管需要手术，如果不干预，有可能会出现脑梗。

透过步态看出小脑的健康程度

除了以上明确的数据，小脑的健康程度还可以透过步态看出来。

步态异常与某些疾病密切相关。有一种步态表现为走路无法走直线，摇摇晃晃，学名为"共济失调"。有这种步态的人，要高度怀疑是否患有脑肿瘤、脑出血、小脑病变等病症，应及时去医院检查。

常喝鲫鱼安神汤，小脑更健康

此外，小脑要健康一样离不开健康饮食的帮助，下面这道鲫鱼安神汤就非常适合养脑。

鲫鱼安神汤

食材

鲫鱼 2 条、柏子仁 30 克、合欢皮 30 克、百合 30 克。

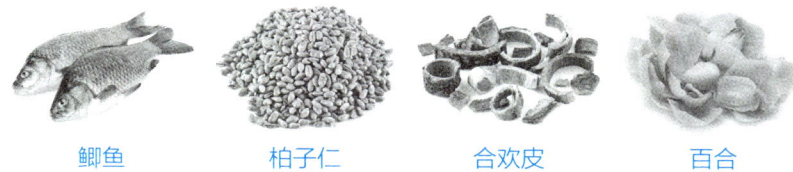

鲫鱼　　柏子仁　　合欢皮　　百合

做法

- 按常规鲫鱼汤的做法煲汤。
- 然后加入柏子仁、合欢皮、百合，烧至熟即可食用。

营养解析

这道汤有养心补脑、镇静安神的功效。其中，鲫鱼营养丰富，可以调补心脑、静心安神。加入柏子仁、合欢皮和百合，可以增强此汤镇静安神的功效。

此外，高纯度黑巧克力也对小脑血管有一定的保护作用。纯度超过 70% 的黑巧克力对小脑血管是有保护作用的。高纯度黑巧克力中含有亚油酸、纤维素、黄酮类、多酚类等物质，能抑制或者减轻体内血管的氧化应激和炎症，降低出现动脉粥样硬化的概率。

医学专家提醒

每周高纯度黑巧克力的食用量不要超过 200 克，糖尿病患者食用前要咨询医生。

"吃"大脑的寄生虫藏在这些食物里

《黄帝内经·素问》中曾有关于不同地区的人因吃不适宜的食物而生病的记载：东方食鱼多发痈疡；西方脂肥易发内风；北方乳食多生满病；南方多湿易发挛痹。古代医家提醒我们，饮食上要学会忌口，在合适的时候吃适宜的食物，这是减少疾病易发的重要因素。

临床上有一种叫脑囊虫病的疾病，就是因为病从口入。有的患者对此不以为意，觉得肠子里有寄生虫了，吃点打虫药就可以解决，并不会影响大脑。殊不知，得了这种病的人会头疼，如果头疼的病情继续发展，可能会引发脑积水，甚至还可能使得颅内压迅速增高，发生脑疝，如果抢救不及时，可能会危及生命。

另外，寄生虫一旦在人脑中死亡，还会释放出更多有害物质，使大脑发生炎症。可见，大脑中的寄生虫不好对付。

脑囊虫病如此可怕，却不易发觉

寄生虫虽然不会啃食脑细胞，但往往会造成患者头疼，这种头疼因为自身的特点极易被忽略。这种头疼具有间歇性，这是由于寄生虫在脑脊液中漂流，一旦堵塞重要通道，影响脑脊液循环，就会引发头疼。而一旦寄生虫漂开，头疼会立刻减轻，这也让不少人误以为自己"好了"，从而耽误检查。

如何识别不同脑部疾病的头疼特征

除了脑囊虫病，脑肿瘤、脑梗等都会导致头疼，提早认识它们的区别，对于每个人的生命安全都非常重要。

不同脑部疾病的头疼特征	
脑囊虫病引发的头疼	多位于前额及颞部,为持续性头疼;常在早上头疼较重,间歇期会正常;还可能发生一过性黑矇、猝倒等状况
脑部肿瘤引发的头疼	头疼的位置固定、持续;晨起时头疼,活动后会减轻;多为双侧颞部疼痛
脑出血引发的头疼	突发性的头疼,很快就会出现恶心、呕吐甚至偏瘫和昏迷的状况;患者常有高血压病史

治疗脑囊虫病,可以采用中医古方

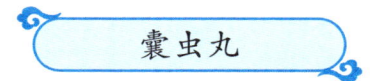

囊虫丸

药材

茯苓、水蛭、干漆、雷丸、牡丹皮、黄连、大黄、炒僵蚕(或僵蛹)、生桃仁、川乌、醋芫花、橘红、五灵脂流浸膏均适量。

做法

将以上药材研磨成细末,再加入五灵脂流浸膏,炼蜜为丸,每丸重5克。

营养解析

此古方具有杀虫解毒、活血化瘀、消囊散结、镇惊止痛的功效,主治虫毒、痰瘀寒湿阻遏经络所致的虫证,以及因其引发的癫痫。在临床上,主要用于治疗人体的脑囊虫病、猪囊虫病等虫毒瘀结之证者。

医学专家提醒

具体用量依据病情和医嘱而定。切忌自行诊断和服用。

防治脑囊虫病，饮食上的注意事项

引发脑囊虫病的寄生虫其实就是猪肉绦虫，所以健康饮食非常有必要。

- 不吃生菜、生肉，切生食和熟食的菜板要分开。
- 猪肉最好在 -12℃ 左右的温度中冷冻 12 小时后再食用。
- 养成良好的卫生习惯，饭前便后洗手，勤剪指甲，不吮吸手指。

你以为熟了的食物，真的熟了吗

临床上发现，有的患者从来没有不洁的饮食经历，不喝生水，更不吃生肉，那么寄生虫到底是如何进入到大脑中的？

我们用清水烹煮猪肉块、羊肉块和饺子，然后分别测量它们的中心温度。当锅中的水达到沸腾的时候，猪肉块的中心温度是 40℃，羊肉块的中心温度为 60℃，而个头最小、也是煮得最久的饺子，中心温度也明显低于水温，这说明，你以为熟了的食物，其实可能真的没有熟。而你以为能生吃的，其实也不能生吃，荸荠、茭白、菱角之类的水生生冷食物，都可能带有寄生虫或者虫卵，最好煮熟后再吃。

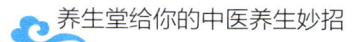 

中风了，心脑同调加针药并用

老年人随着衰老和各种慢性疾病的到来，大脑和心脏都会不可避免地产生"垃圾"，中医称这些"垃圾"为痰、湿、浊。如果清理"垃圾"的时候方法不当，就会很容易给身体造成负担。当老年人患有多种疾病时，不可避免会吃很多药，药量大了，副作用也就多了，脏器负担也就很大，而且经济支出也相应增加。那么，怎样才能既省钱还治病呢？

学会利用心和脑同步调整的方法

心和脑同步调整简单来说，就是用一种治疗思路同时解决多个脏腑危机的治疗方法。

《黄帝内经·素问》中说："心者，君主之官也，神明出焉。"就是说，心主神明，也是五脏六腑之主；而脑是元神之府，通十二经脉。所以说，心和脑有着"共为神明、共主一身血脉"的关系。抓住心和脑的这个主要矛盾，心脑同调，一步就可以解决心脉和脑络两大体系各自不同程度的瘀阻。

适合选择心和脑同步调整的人群

痰阻心脉的表现	痰阻脑络的表现
心胸憋闷、心悸怔忡，多伴体胖多痰、身重困倦、苔白腻、脉沉滑	头晕目眩
严重可神志抑郁、痴呆、昏迷	严重可突然昏倒、不省人事、半身不遂、肢体麻木、语言謇涩等

其中，脑中风人群是典型代表。当肝肾亏虚、清浊失司，瘀浊之邪上冲脑窍，就会让大脑神经受损，发生中风，这再次表明了五脏六腑和心脑之间的关系。

中风患者应如何治疗

● 轻症患者可以在心脑同调的治疗原则上，用对症的中药经典方进行治疗和缓解。

● 重症患者想要找回健康，需要针药并用。因此，针对已经发生中风的患者，在康复期的治疗方针里最常用的针灸穴位组合有人中穴、极泉穴、曲池穴、复溜穴和足三里穴。经过医生专业手法操作后，调理两三个月，即可达到阴阳精气通、阴阳平衡、醒脑开窍、调神行气的治疗目的。

除了针药并重，适当的居家按摩也可以帮助中风患者康复，比如按摩比较典型的五心穴。五心穴包括人中穴、涌泉穴（双足各一）和劳宫穴（左右各一）。

医学专家提醒

以上穴位的针灸治疗和按摩操作手法，必须由专业医生执行。

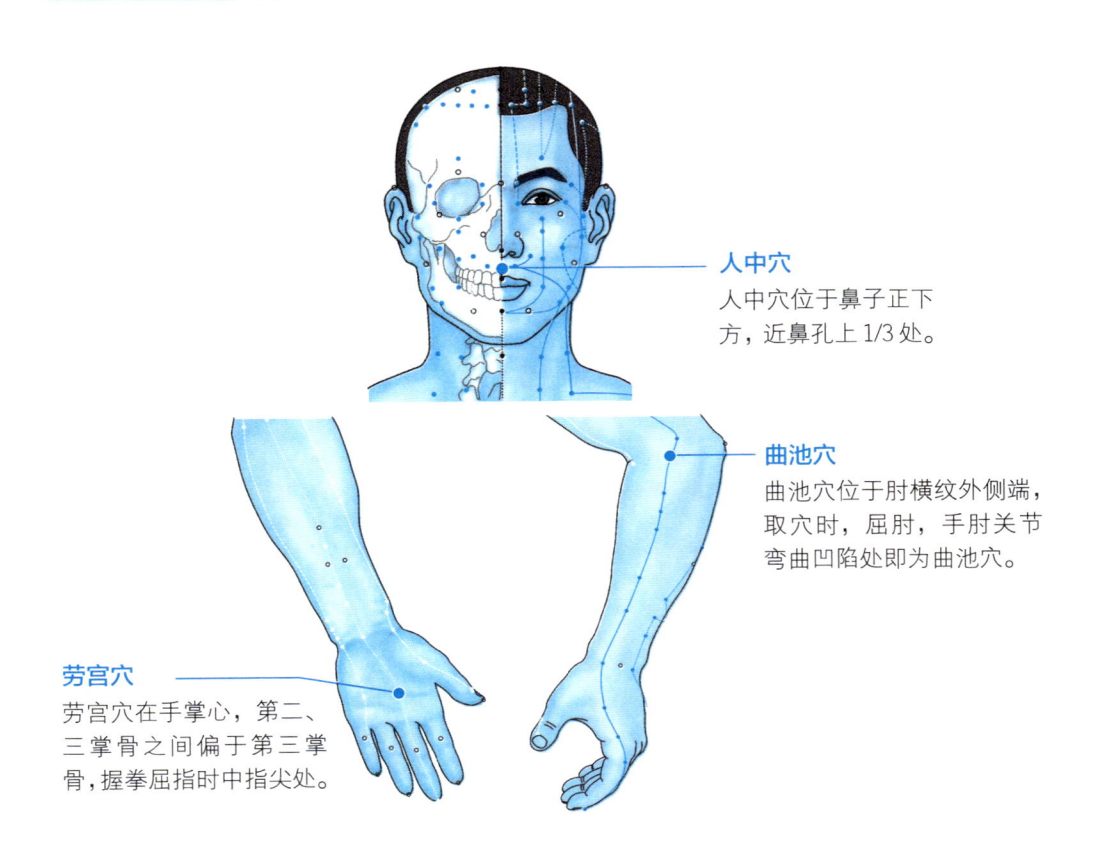

人中穴
人中穴位于鼻子正下方，近鼻孔上 1/3 处。

曲池穴
曲池穴位于肘横纹外侧端，取穴时，屈肘，手肘关节弯曲凹陷处即为曲池穴。

劳宫穴
劳宫穴在手掌心，第二、三掌骨之间偏于第三掌骨，握拳屈指时中指尖处。

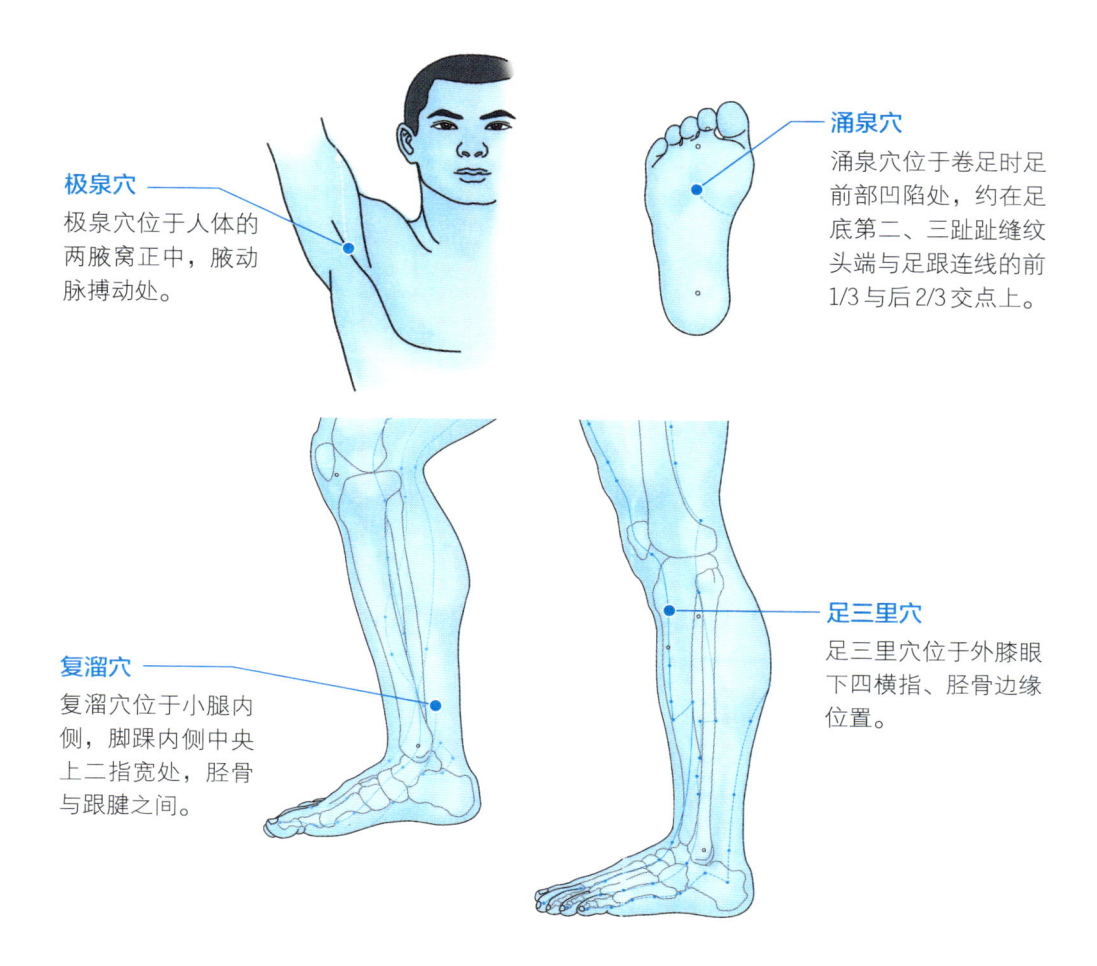

极泉穴
极泉穴位于人体的两腋窝正中，腋动脉搏动处。

涌泉穴
涌泉穴位于卷足时足前部凹陷处，约在足底第二、三趾趾缝纹头端与足跟连线的前1/3与后2/3交点上。

足三里穴
足三里穴位于外膝眼下四横指、胫骨边缘位置。

复溜穴
复溜穴位于小腿内侧，脚踝内侧中央上二指宽处，胫骨与跟腱之间。

警惕生活中这些中风的先兆信号

- 剧烈头疼或头疼突然加重。
- 头晕、眩晕，伴随着神经系统异常。
- 喷射状呕吐。
- 眼斜，视物重影。
- 平时不打呼噜的人开始打呼噜。
- 失语、口齿不清、流口水。
- 脸红。
- 偏侧肢体感觉障碍麻木，半侧偏侧的面部麻木。

预防中风的日常饮食

三丝爆宽粉

食材

玉米淀粉 100 克、葛根粉 200 克、牛蒡 30 克、尖椒 1 根、胡萝卜 1 根、红花籽油 15 克、葱 3 克、生姜 3 克、生抽 1 勺、酱油 1 勺、料酒 1 勺、食盐 3 克、白糖 3 克、清水 1 小碗、食用油少许。

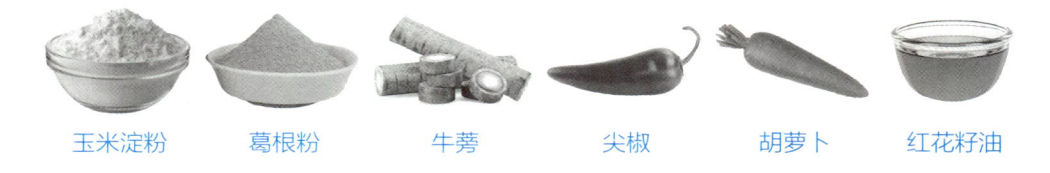

玉米淀粉　　葛根粉　　牛蒡　　尖椒　　胡萝卜　　红花籽油

做法

- 将牛蒡切丝备用；胡萝卜洗净切丝备用；尖椒洗净去瓤切丝备用。
- 葛根粉和玉米淀粉的比例是 2∶1，将葛根粉和玉米淀粉倒入碗中充分搅匀，再倒入清水搅拌均匀成糊状，清水和粉的比例也是 2∶1。
- 平底锅中倒少许油，油温三成热时，将粉糊倒入平铺，煎至饼面鼓起后翻面，煎至两面变色后再放入凉水浸泡 10 分钟。
- 锅中倒入红花籽油，葱、生姜爆香后将切好的牛蒡丝下锅炒至上色，再放入尖椒丝和胡萝卜丝一起翻炒。
- 放入食盐、白糖、生抽和酱油调味，再将泡好的粉下锅翻炒，最后放入葱和料酒炒熟。

营养解析

牛蒡又称东洋参，《药性别录》中指出，牛蒡可以治疗中风。葛根粉有理气活血的作用，《神农本草经》中记载其味甘，主诸痹，理气活血，治肩背痛，防中风。红花籽油能活血化瘀，且滋润食材的能力特别强。

怎样才能更准确地辨别"狡猾"的脑膜瘤

有一种脑瘤，45 岁以后高发且常见，60 岁以后的发病率能达到 2% ~ 3%。而且这种脑瘤非常狡猾，平均每年长大 8 毫米，偷偷挤压着大脑组织，因为大脑组织具有一定的适应性，所以不易被察觉。此外，它也因大多为良性，且有一定治愈率而被称为"不幸中万幸的脑瘤"，它就是脑膜瘤。脑膜瘤虽然良性居多，但同样可能会导致瘫痪或死亡，所以早发现、早治疗非常重要。

最常发现脑膜瘤的部位

最常发生脑膜瘤的部位有 6 个，分别是脑顶部表面、脑前底部、小脑、蝶鞍上方、脑底部和枕骨大孔处。

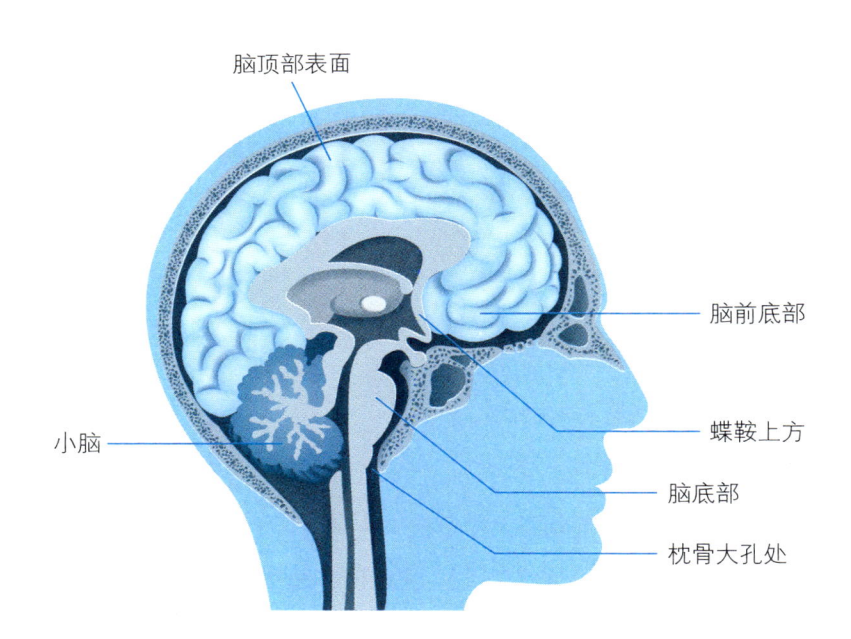

哪些症状提示可能患有脑膜瘤

- 肢体无力,甚至瘫痪。
- 记忆力下降。
- 癫痫,甚至危及生命。
- 视物不清,甚至失明。
- 性格大变。

对于视物不清,很多人以为上了年纪,人的视力下降是正常的事情,所以很容易忽略这个症状表现。然而,视力下降可能不是眼睛的问题,而是身体给我们的报警信号。

老年人视力下降背后的危险信号

辨别脑膜瘤的方法很简单,如果老年人视力下降的情况无法通过佩戴眼镜来改善,那么就要引起高度怀疑了,要尽快就医来判断是否是脑膜瘤。

随着医学技术的发展,原来听起来很可怕的脑膜瘤,已经有了很多先进的技术和方案来解决,比如中医的脑瘤辨证法和西医的血管栓塞术。

对于脑膜瘤的系统治疗,中医主张采用辨证法医治。中医认为,脑膜瘤多是痰瘀互结,蔽阻清窍,所以选择了具有化痰消积、解毒散瘀、止痛作用的药材,比如用魔芋来治疗痰核、肿块,预防癌瘤。

预防脑膜瘤的头面部操和日常饮食

头面部操

- 按摩两额之动脉,可以保护大脑。
- 按摩两颊之动脉,可以健齿护龈。
- 按压耳前之动脉,可以保护耳朵、听力。
- 按揉下眼眶,可以保护眼睛与视力。
- 指尖敲击头顶、鸣天鼓,可以促进头部气血运行、经络通畅。

以上动作,每天早、中、晚各做 1 次,每次 100 下。

日常饮食

豆酱爆炒空心菜

食材

空心菜500克、红曲米50克、黄豆150克、猪肉末50克、八角1个、桂皮1片、食盐8克、白糖3克、葱5克、生姜5克、大蒜2瓣、蚝油1勺、清水1小碗、食用油少许。

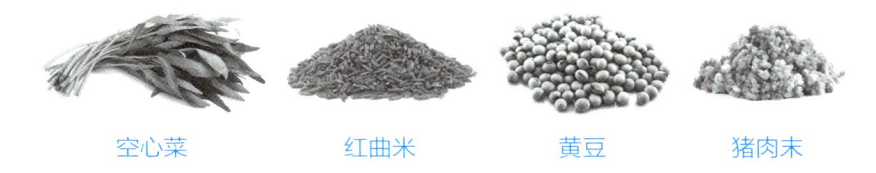

空心菜　　　红曲米　　　黄豆　　　猪肉末

做法

- 将空心菜切成段备用；黄豆提前泡水2~3小时备用。
- 红曲米和黄豆以1∶3的比例，加入八角、桂皮、清水和食盐，上锅蒸30分钟，制成豆酱。
- 起锅烧油，加入猪肉末、葱、生姜、大蒜，倒入蒸好的豆酱，放入蚝油、白糖翻炒均匀，炒好后直接倒在空心菜上。
- 另起锅倒油，待油温七成热后，将空心菜和小碗清水同时下锅，爆炒10秒即可出锅。

营养解析

此道菜中，空心菜富含钾元素，能够修复身体的破损组织，保护神经系统健康，控制情绪。黄豆所富含的大豆卵磷脂，是大脑的重要营养成分之一，多吃黄豆有助于预防阿尔茨海默病，此外，大豆卵磷脂中的固醇能增加神经机能和活力。用红曲米和黄豆炒制的五香黄豆酱，不仅能保护心脑血管，而且香甜浓郁，是炒菜、拌饭再好不过的选择。

第二章 让呼吸系统不再难过

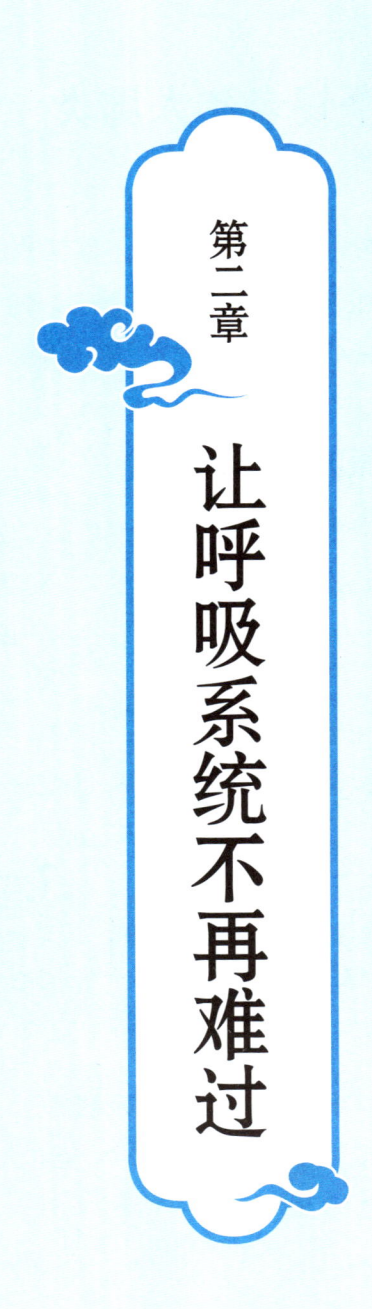

高度警惕老年人肺炎

在我们的身体中，肺是非常重要的代谢器官。肺一旦发生损伤，往往是不可逆的。

临床中，老年人遇上肺炎，很大概率会对生命健康产生威胁。据世界卫生组织统计，全球每年因肺部感染死亡的人数达 300 万左右，其中 80%~90% 是老年人。

老年人肺炎致死率高的原因及早期症状

老年人由于体温调节中枢机能的退化，即使感染了肺炎，也不会有明显的体温升高。同时老年人的免疫系统反应慢，不能及时对抗感染，给了肺炎进一步发展的机会，因此一旦等症状明显了再去就医，往往病情就已经很严重了，以至于老年人的肺炎致死率很高。

医学专家总结，老年人的肺炎有"三怕"：一怕症状轻；二怕咳痰能力弱；三怕抵抗力差。如果说老年人患肺炎在早期没有发热症状，那会有哪些病情提示呢？

1. 消化道症状：恶心、腹泻、吃不下饭。

2. 神经系统症状：嗜睡、表情淡漠、谵妄。

3. 心血管症状：心率快、血压低。

老年人吞咽功能减退、吞咽气道关闭不好、咳嗽反射减弱，非常容易出现呛咳误吸的情况。如果把食物呛到气道，进而误吸入到肺中，老年人就会出现吸入性肺炎的症状。

老年人吃饭时有哪些注意事项

- 不要吃完就躺下,否则容易发生胃食管反流导致误吸。
- 吃东西的种类要注意,不要吃硬的、有碎屑的,以及不好消化的食物。
- 吃饭时不要说话或做激动的情绪表达,比如大笑、哭等。

老年人如何预防肺炎

老年人正确地进行肺功能锻炼,有利于预防急性肺炎发作,恢复受损的心肺功能,防止或减缓心肺功能的继续减退,预防或减轻慢性缺氧和二氧化碳潴留等。日常中可以用矿泉水瓶锻炼肺功能,同时四白汤和杏仁粥对预防肺炎也很有帮助。

用矿泉水瓶锻炼肺功能

- 左右手各握 1 瓶矿泉水,双手垂直放下。
- 双手侧举,吸气,双臂慢慢上抬,停留 2 秒,呼气,双臂慢慢放下。
- 双手前举,吸气,双臂慢慢上抬,停留 2 秒,呼气,双臂慢慢放下。

每天 3 次,每次 3 组,1 天不超过 10 组。

四白汤

食材

白萝卜半根、去核的雪花梨 1 个、藕半节、去皮的荸荠(马蹄)4 个。

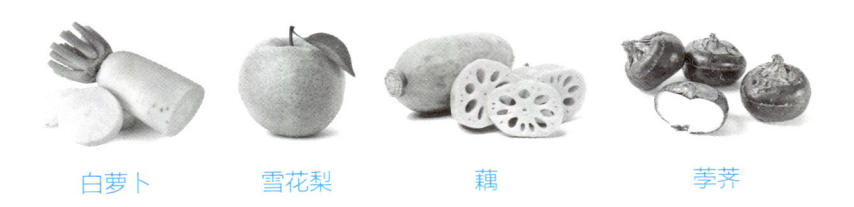

白萝卜　　雪花梨　　藕　　荸荠

做法

将所有食材切成片，一起放入锅内加水煮约 20 分钟后即可盛出。

营养解析

这道汤有清肺润燥、化痰止咳的效果。其中，白萝卜性平，味甘、辛，归肺脾经，具有下气消食、除疾润肺的功效。雪花梨被誉为"中华名果"，有清热镇静、润肠通便、润肺止咳等功效。藕中含有很多易吸收的碳水化合物、维生素 E 等，能清热生津、润肺止咳，尤其适合上火的体质。荸荠含有一种叫荸荠英的抗癌物质，这种物质对常见的恶性肿瘤有一定的抑制作用，特别对肺部、食管、鼻咽和乳腺的癌肿有防治作用。

杏仁粥

食材

北杏仁 10 克、粳米 50 克、冰糖 3 颗。

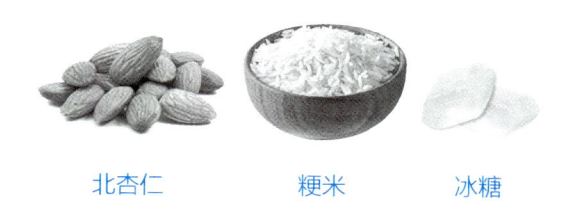

北杏仁　　　粳米　　　冰糖

做法

将北杏仁去皮，用水煎后去渣留汁，放粳米、冰糖，加水煮粥。每日分两次温食。

营养解析

中医认为杏仁可药食两用，但入药的多为北杏仁。北杏仁有苦味，具有润肺、平喘的功效，临床上多用于治疗呼吸道疾病，对干咳无痰、肺虚久咳等症状有一定的缓解作用。北杏仁还含有丰富的黄酮类和多酚类成分，这种成分不仅能够降低人体内胆固醇的含量，还能显著降低心脏疾病和很多慢性疾病的发病概率。此粥具有宣肺化痰、止咳平喘的功效，多用于慢性支气管炎、肺气肿、咳嗽、痰多、气喘等症状。

感冒咳嗽，该吃止咳化痰药吗

每到冬春交替的时节，咳嗽的人就会日益增多。有些咳嗽还伴随打喷嚏和流鼻涕的症状，与感冒症状非常相似；而有些咳嗽在夜间会加剧，坐起来才能够缓解；还有一种咳嗽，每天咳嗽几声，持续很多年，不易引起人的重视。但这些咳嗽的背后，有可能隐藏着致命的危险。

咳嗽背后隐藏的危险信号

冬春交替之际，有的人会经常咳嗽，晚上睡觉时咳得更厉害，有时候半夜里还觉得胸闷，透不过气，要坐起来才能缓解，甚至有时候还会咳出一种粉红色的泡沫痰。这种咳嗽实际上预示了一种能致命的心脏疾病。

上述咳嗽根本上是因为心脏心室的泵血功能出现了障碍，造成左心房衰竭，进而影响到肺脏的供血，肺脏被过多的液体淹住，所以出现了呼吸系统的症状。

除以上最致命的咳嗽外，更为常见的是冬春交替之际普通感冒所引发的咳嗽。那么这时感冒咳嗽了，是否应该吃止咳化痰药呢？其实，要对症分情况来决定。

《黄帝内经·素问》中说："黄帝问曰：肺之令人咳，何也？岐伯对曰：五脏六腑皆令人咳，非独肺也。帝曰：愿闻其状。岐伯曰：皮毛者，肺之合也，皮毛先受邪气，邪气以从其合也。其寒饮食入胃，从肺脉上至于肺，则肺寒，肺寒则外内合邪，因而客之，则为肺咳。"由此可知，咳嗽只是一种表象，背后的病因先要区分清楚。

应对咳嗽的常见汤剂

咳嗽在感冒上分为风寒和风热，在化痰上分为痰热和痰湿，痰湿又叫寒痰。所以，咳嗽的时候可以对症服用止咳化痰的中成药，轻症的人还可以在家喝传统的汤剂。

下表中介绍了六种常见的汤剂，各自对症功效不同，咳嗽时可以试一试。

常用汤剂	对症咳嗽的功效区分
冰糖雪梨汤	主要化热痰，适合风热感冒引发的痰（清热化痰）
萝卜葱白水	主要适合风寒型感冒或有气郁的情况
薄荷水	主要退烧、利咽，适用于慢性咽炎
萝卜猪肺汤	主要补肺
红糖姜枣水	主要发汗、驱风寒
红豆陈皮汤	主要清热、健脾、化痰

医学专家提醒

雪梨、川贝、枇杷叶不能用于风寒咳嗽，要根据自己的体质选择合适的养生方法。

冬季要护肺，穴位保健少不了

敲打膻中穴，不仅能预防肺病，还能护心脑，适合肺部有基础疾病的人。

具体操作

每天早、中、晚可用双手敲打膻中穴，每次 100 下，敲打以后先顺时针按摩 30 下，再逆时针按摩 30 下，然后从上往下按。

膻中穴

膻中穴位于两乳头连线的中点（平第四肋间），人体前正中线上。

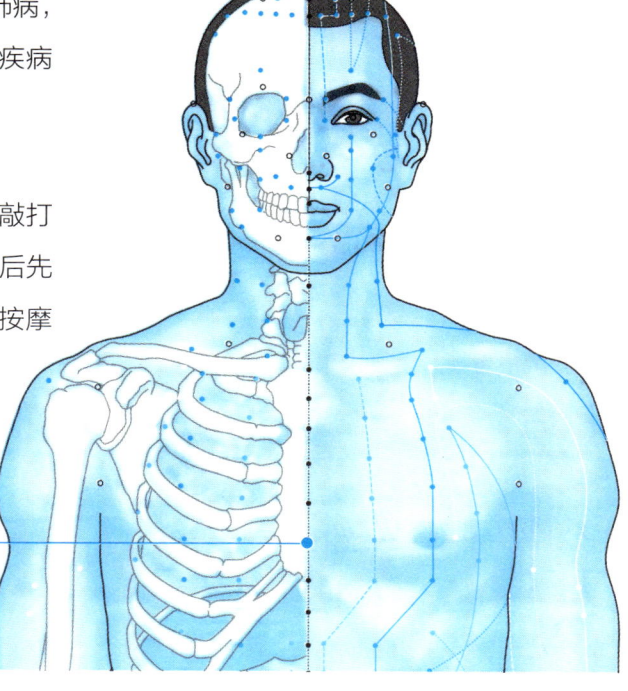

止咳化痰的日常饮食

绞股蓝米饭

食材

大米 150 克、绞股蓝茶水适量、生姜 2 片、干山楂 8 片、鸡蛋 1 个、胡萝卜半根、青豆 1 小把。

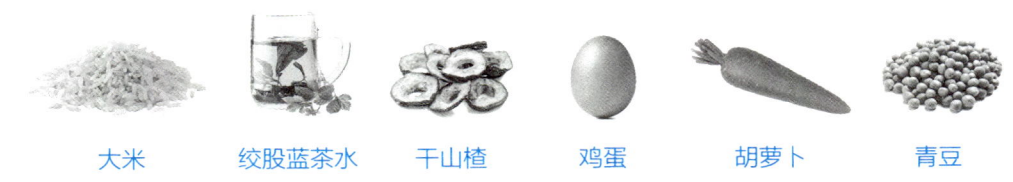

大米　　绞股蓝茶水　　干山楂　　鸡蛋　　胡萝卜　　青豆

做法

- 将鸡蛋炒成蛋碎；胡萝卜洗净切成丁备用。
- 在煮饭时用绞股蓝茶水代替水，加入少许生姜、干山楂。
- 煮出绞股蓝米饭后，再加入炒鸡蛋、胡萝卜丁、青豆等一同翻炒即可。

营养解析

这道主食具有化痰湿、止咳嗽的功效。其中，绞股蓝具有益气健脾、化痰止咳的功效，可以降血脂、调血糖、抗衰老，还能够防治心血管疾病和抗癌。

除此之外，养肺的食材还有很多，比如百合、藕根、菱角、莲子、荷叶、茭白、豆芽等。一般来说，水分含量多的食物更有利于养肺润燥。

不可小瞧的恶性打呼噜

据统计，我国约有1.5亿人睡觉时会打呼噜。打呼噜看似普通，其实也有隐患。尤其是恶性打呼噜，会在不知不觉中影响健康。恶性打呼噜时，声音不仅大，并且呼噜声会突然中断，过了几秒或十几秒才随着一声很大的呼噜声响起来。

这种打呼噜之所以被归为恶性，是因为它会导致间歇性缺氧。人体缺氧时，一方面会增加血液中的氧自由基，刺激血管内壁发生炎症反应；另一方面，肝脏的代谢也会随之发生改变，时间久了会形成动脉粥样硬化，持续发展还会导致多种慢性疾病的发生。

恶性打呼噜是如何产生的

中医认为，此病的病因与先天禀赋和后天失养有关，认为其病理常为痰湿、痰热、血瘀、气滞，例如肥胖者多痰湿。有些人因为肥胖，会导致咽腔变窄，通气量不够，这些人可能有张口呼吸的习惯，常常感觉口干舌燥。习惯性用嘴呼吸，会导致舌头后坠，有可能发展为恶性打呼噜。

此外，很多女性到中年以后，也会从不打呼噜变为打呼噜，这往往是雌激素的减少、脖子软组织肌肉松弛等原因引发的，这些原因都会增加恶性打呼噜的可能性。

恶性打呼噜没有年龄限制

有些儿童也会睡觉打呼噜，甚至出现呼吸暂停的情况，在医学上叫作"阻塞性睡眠呼吸暂停综合征"，俗称"打呼噜憋气"。

究其原因，大多是腺样体肥大。腺样体肥大的主要面部特征是鼻子小、上唇短，显得上门牙尤其突出。这种面部特征是在儿童时期患有腺样体肥大，没有及时介入治疗造成的。腺样体肥大的最佳治疗时间是在儿童期，如果儿童出现了腺样体面容，最好及时去医院就诊，否则，严重的甚至会影响到智力发育。

腺样体肥大和恶性打呼噜有一定的关系。因为腺样体肥大会影响鼻子的正常发育，容易出现呼吸道的疾病，这就导致有腺样体肥大的人更易出现恶性打呼噜的问题。所以，家长们要认识到儿童打呼噜与代谢缓慢之间的危害关系，及时解除这种危险。

如何预防恶性打呼噜

- 关注面容变化。有身材偏胖、鼻子小、鼻孔微微向上、上唇短、下巴偏小、上门牙微微分开等这些面部特征的人，睡觉时舌头常常会往后坠，容易堵塞气道，造成打呼噜。

- 控制体重。肥胖是引起打呼噜的重要原因之一。

- 忌酒戒烟。避免因酒精麻醉作用引起肌肉松弛导致的打呼噜，而烟雾中的有毒物质会刺激呼吸道，引起呼吸道肿胀，导致气道不畅。

- 忌辛辣食物和熬夜。这两样会导致上火，使软腭充血肿胀下降，舌根充血肿胀上升，引起呼吸道狭窄或阻塞，加重打呼噜的症状。

出现恶性打呼噜后应该怎样做

爱打呼噜的人睡觉时应采取侧卧位，仰卧位睡姿容易增加气道堵塞的概率。另外，坚持锻炼减轻体重，也有助于改善打呼噜的情况。

此外，重度打呼噜的人需要及早治疗，中度以下的人可以通过减肥、控制体重的方法来缓解打呼噜的问题。

说到控制体重就离不开日常饮食，下面这道龙井虾仁就十分合适。

龙井虾仁

食材

大虾 15 只、龙井茶 10 克、生姜汁水少许、鸡蛋 1 个、淀粉适量、食用油少许、食盐 5 克、胡椒粉 5 克、料酒 10 毫升。

大虾　　龙井茶　　生姜汁水　　鸡蛋

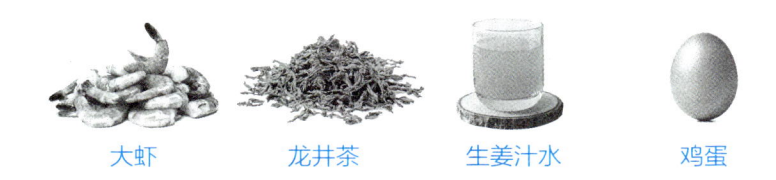

做法

- 给大虾去青皮，抽掉虾线，洗净备用。
- 虾仁中放入食盐、胡椒粉、料酒腌制。
- 再向虾仁中放入生姜汁水和鸡蛋清，加入淀粉，抓匀。
- 起锅烧油，待油面有波动，青烟微微升起时，将虾仁下锅，滑炒至变色，盛出备用。
- 锅内少油，下入虾仁，烹入龙井茶，放入食盐、胡椒粉、料酒调味即可。

营养解析

龙井虾仁是一道经典菜。对想要控制体重的人来说，大虾十分合适。大虾富含维生素B，以及锌、碘、硒等微量元素，脂肪的含量也很低，且多为不饱和脂肪酸，能满足瘦身的需求。龙井茶中含有丰富的咖啡因、叶酸等物质，能够有效地降血脂。另外，龙井茶还能抑菌、抗氧化、抗肿瘤、稳定血压、抗疲劳。中医认为，龙井茶能够生津止渴，提神益智，消食化滞。但是要注意，骨质疏松的女性则不适合喝龙井茶。

打呼噜的人睡眠质量也会受到影响，可以喝有利于助眠安神的夜交藤百合茶，将夜交藤和百合泡水饮用，能养心安神、祛风、通络。

肺结核该如何预防

一提到肺结节，很多人都会感到害怕，原因是肺结节似乎就是肺癌的先行军，与癌症有着密切的关系。

据不完全统计，第一次胸部 CT 检查发现的肺结节，20% 都是恶性，剩下 80% 的良性肺结节也不代表会一直是良性，依旧有着后期癌变的风险，所以检查出肺结节后定期复查追踪十分必要。

发生在什么位置的肺结节更危险

发生在一侧支气管的主分叉位置的肺结节十分危险，这种肺部结节往往会造成一侧的肺不张，呼吸明显受阻，患者感觉很难受。

在临床中，中西医对此的治疗方法不同。中医认为，肺部结节是有风有气，气滞、痰浊、血瘀互结为肺结节的基本病机。有些肺结节早期没有症状，只有通过胸部 CT 检查才能发现。中医在此阶段会结合患者日常状态与 CT 影像显示的结节良恶程度处方用药。而西医主张手术治疗，但手术有具体的条件限制，有一部分达不到手术条件的肺结节病患者，只能年复一年地复查。

从结节的大小上来看，小于 5 毫米的叫微结节；1~2 厘米的叫肺小结节；小于 3 厘米的叫肺结节；大于 3 厘米的叫肺肿块。一般来说，体积越小良性的可能性越大。其实，再大的肿物也是由小慢慢变大的，所以没判定性质前的小结节才是最让人焦虑抓狂的。

如何判断肺小结节会恶变

- 总感觉岔气。
- 常胸疼胸闷。

- 持续刺激性咳嗽。
- 出现了咯血。

如何预防可能癌变的肺结节

首先,不同大小程度的结节复查的时间周期不同。小于8毫米的建议半年到1年复查1次;大于8毫米的建议每3个月复查1次,以免错过最佳治疗时机。

其次,生活中要注意提防四种"气",分别是:烟草的烟气、厨房油烟气、室内装修产生的有害气体、心里的闷气。

预防和辅助消散肺结节的基础处方和养生饮食

肺结节调理方

药方和做法

枳壳6克、薏苡仁15克、三七2克。煎制服用。

营养解析

此调理方中,枳壳有理气宽中、消散结节的作用;薏苡仁能利湿化痰浊;三七有化瘀止血、消肿定痛的作用。

医学专家提醒

此方需要在当地医生的指导下,辨清自身体质遵医嘱使用。

预防肺结节茶饮方

茶材和做法

石菖蒲5克、三七花3克、玫瑰花3克。开水泡饮即可。

营养解析

此方中的石菖蒲素有"神仙之灵药"的美誉，能开窍豁痰、轻身益智；三七花能清热化瘀；玫瑰花能理气解郁。三药合用，有行气理气、活血化瘀的功效，可以通过改变肺结节在体内生长的土壤，进而起到预防作用，但对津液虚、容易口干的患者来说应当少喝。

医学专家提醒

代茶饮只有辅助治疗和预防的作用，如果病情程度严重，应及时就医。

银耳炒鸡蛋

食材

鸡蛋3个、银耳8朵、干百合20克、丝瓜1根、食用碱适量、食盐3克、花椒粉3克、蚝油1勺、生姜2片、食用油少许。

做法

- 将干百合放入温水中，加少许食用碱，能使百合快速泡发，颜色也更白。百合泡2小时后用清水清洗干净。

- 将银耳去掉黄色的根，撕成小块备用；生姜切末备用；丝瓜切条备用。

- 打碎鸡蛋，加食盐、花椒粉、蚝油各少许，搅匀后加入银耳和百合混合均匀。

- 起锅倒油，将搅好的蛋液下锅炒制，定型后下入丝瓜条和姜末，待食材全部成熟后，炒匀盛出。

营养解析

银耳自古被称为山野珍品，搭配其他食材，软糯润滑，被赞为"菌中之冠"。银耳具有滋阴、润肺、止咳、生津、养胃、补虚的功效，是常用的养生食材，有很好的养肺作用。

治哮喘，中医有名方

哮喘是气管痉挛引起的发作性呼吸困难病症。在欧美国家，哮喘的发病率较高，但我国哮喘的死亡率却是世界第一。

中医认为，哮喘有紧急发作的情况，比如暴喘、喘脱（喘到近乎呼吸衰竭的状态）等。而且，哮喘的病因复杂，部分表现又容易和感冒混淆，治疗难度不小。

哮喘和感冒的症状对比

	相同	不同
哮喘（过敏性鼻炎）	流鼻涕、打喷嚏、流眼泪	鼻子痒、眼睛痒、没有全身症状、有喘息
感冒		怕冷、身痛、发热、头痛、全身酸沉、全身症状明显、无喘息

中医认为的哮喘病因

首先，风温犯肺是哮喘发作的外因。普通人在春季时应吃一些清热滋润的食物，有助于预防风温，比如下文中的五麻防风茶。其次，哮喘患者的体内有痰，所以痰湿阻肺是哮喘发作的内因。

其实，除了常规定义的哮喘，还有一种不典型哮喘，在临床中很容易被误诊成支气管炎。一旦耽误治疗，就会逐渐演变成咳嗽变异型哮喘。咳嗽变异型哮喘和一般的哮喘相比，最明显的不同是早期只以干咳为主要症状，没有发热等其他症状，但咳嗽在相当长一段时间内不会停止，所以一定不能盲目镇咳。

> **医学专家提醒**
>
> 咳嗽不是病因，而是症状。有些治不好的咳嗽，可能不是肺或支气管引起的，而是其他器官发出的信号，因此治疗咳嗽必须找到源头，对症治疗。

通过贴敷或服用茶饮方与胶膏治疗哮喘

贴敷用对，也能手到病除

具体操作

把大蒜捣碎，贴敷在足三里穴（取穴见第28页）的位置，对咳喘、痰多的人有很好的养生功效。

功效

经常艾灸或按压或贴敷足三里穴，能增强人体的免疫力，可以补中益气、通经活络。

> **医学专家提醒**
>
> 首次贴敷以3小时为宜，如果没有不适感，以后的贴敷时间可以延长到6小时。两岁以下小孩、孕妇，以及阴虚阳亢之人不宜采用这种方法。

茶饮方与胶膏

五麻防风茶

茶方

麻黄（炙）3克、五味子9克、防风10克、黄芩10克、冰糖10克、绿茶3克。

做法

热水浸泡冲服即可。

营养解析

麻黄归肺经，能发散风寒，止咳平喘；五味子有补肺养阴、涩精止汗的功效；

防风能止痒祛风；这里的茶叶首选有清火作用的绿茶，红茶亦可，酌情选用；冰糖在此有酸甘化阴的作用。

> **医学专家提醒**
>
> 此茶老少皆宜，但患有糖尿病和高血压史的人群除外。

三仁阿胶膏

药方

阿胶 150 克、核桃仁 150 克、白果仁 150 克、南杏仁 150 克、黄酒 100 克、蜂蜜 150 克、清水 300 毫升。

做法

- 将阿胶打碎备用。
- 然后把以上三种果仁洗净切碎，与阿胶碎混合均匀，加入黄酒和蜂蜜，再加入清水。
- 搅拌均匀后，上锅蒸 40 分钟成膏状。

用法

食用时，每日早晚各一勺。

营养解析

此膏中，阿胶不仅可以补血，还可以滋阴；核桃仁有补肾补肺、止咳平喘的作用；白果仁有滋阴润燥的作用；南杏仁有通降肺气的作用。此膏能有效改善肺气阴虚的症状。

> **医学专家提醒**
>
> 糖尿病患者在制作三仁阿胶膏时要将蜂蜜去掉，直接用其他的药材制作即可。

甩掉老慢支，先避开这 3 个误区

有一种跟老年人息息相关的咳嗽，它时轻时重，常常被忽视，如果一直缺少关注，就有可能会咳出来"心病"。有的老年人还会因此产生心理问题，甚至会对心脏产生不可逆转的损害。

这种危害性很高的咳嗽到底是怎么回事呢？其实，这就是我们常说的老年慢性支气管炎（简称"老慢支"），即气管、支气管黏膜及其周围组织的慢性非特异性炎症。中医认为，老慢支归属于咳嗽、喘证、痰饮等范畴。同时，中医认为这类病症的基本治则是"急则治本，缓则治标，迁延期则要标本兼治"。

老慢支在现实生活中经常不被重视，这和它早期呈现的症状有关系。老慢支早期的主要表现和感冒很相似，主要表现咳嗽、咳痰、喘息等症状，所以易被忽视，而且感冒也是老慢支的诱因之一。

正因如此，只有长期患老慢支的人，当出现活动后呼吸困难，或出现肢体水肿、乏力、食欲下降等情况时，才会猛然意识到自己身体的病症，而这时候往往已经有些迟了，可能已经开始出现慢性阻塞性肺疾病（简称"慢阻肺"）、肺心病了。再拖延下去，心脏会受损严重，多个器官将同时受损。

3 个有关老慢支的认知误区

- 误以为老慢支就是反复感冒。
- 误以为抗生素、止咳药能缓解症状。
- 误以为病情严重时才需药物治疗。

老慢支到后期时大多数会反复发作，一直持续 3 个月及以上。反复发作导致病情持续加重和急性发作后病情再缓解，这两种情况交替进行。既然是交替，那就存在一个缓解期，这个缓解期就是中医治疗介入干预的最佳时期。

如果放任老慢支继续发展，当从老慢支患者身上检查出气流受限的情况，就说明病情已经发展成了慢阻肺。患者连续 2 年内每年咳嗽、咳痰持续至少 3 个月，就可以诊断为老慢支。再进一步发展，气道炎症导致肺泡或伴有气道壁破坏，气道窄小，影响气体的进出，导致肺气肿，如果这时出现了气流受限，就可以诊断为慢阻肺了。

有效应对慢阻肺的日常饮食

在内蒙古，由于当地的条件限制，很多药材不齐全。但就在这种艰苦的条件下，当地有一种被称为"酸溜溜"的食物，它的功效竟然能与五味子相媲美，对于化痰特别有好处，也特别适合慢阻肺缓解期的人群，这个"酸溜溜"的食物就是沙棘。

沙棘化痰饮

茶材

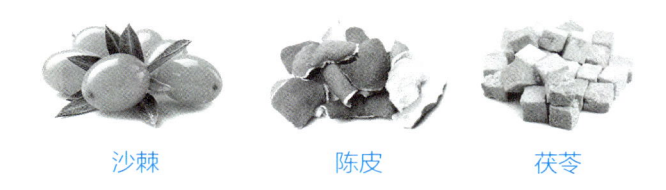

沙棘　　陈皮　　茯苓

沙棘 12 克、陈皮 10 克、茯苓 10 克。

做法

煮水代茶饮。

营养解析

此茶可以行气宽中，燥湿化痰，健脾利水，祛痰止咳，消食化滞。切记，在感冒或者感染期间不宜服用。

参萸仁合粥

食材

党参6克、山茱萸6克、薏苡仁30克、百合15克、大米适量。

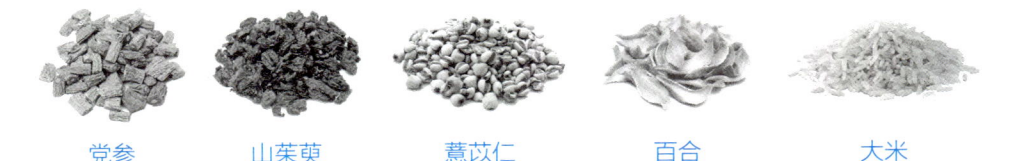

党参　　　山茱萸　　　薏苡仁　　　百合　　　大米

做法

就像在家中熬粥一样即可。

营养解析

党参具有补中益气、补肺健脾的功效；薏苡仁具有健脾利湿的功效；百合具有润肺止咳、清心除烦的功效；山茱萸具有补肝肾、固涩固脱的功效。所以，此粥的主要功效是补肺、健脾、补肾，适合慢阻肺缓解期的患者食用。

医学专家提醒

感冒和感染时期不宜服用，急性加重期也不宜服用。

治疗老慢支的辅助疗法

有氧运动能有效地改善心肺功能。慢性支气管炎患者的肺功能基本正常，在疾病的稳定期对运动的耐受性较好，可以选择的运动方式自由度较大，游泳、球类运动等都可以。但老慢支患者大多会存在不同程度的肺功能受损，对剧烈活动的耐受性较差。所以，要依据自己身体状况选择合适的锻炼方式，运动量由小到大，运动时间由短到长，保证运动后无明显的气喘发作也很重要。

65岁以上老年人推荐步行。步行是一项全身运动，两腿迈开能促进腹部肌肉有节律地收缩，双臂的摆动能增加肺通气量，改善肺功能。

如何能更早地发现肺癌

中医认为,肺为娇脏,又为华盖,所以肺是特别需要保护的器官。关于肺脏的健康知识,多了解一些才可能做到对疾病的科学认识和有效预防。肺癌作为全球发病率和死亡率最高的恶性肿瘤,已经成为我国恶性肿瘤死亡率第一的存在。在近年的临床病例中,还呈现出女性化和年轻化的趋势。

肺癌到底是怎样的

肺大约有 7 亿个肺泡,每个肺泡的正常直径是 0.2 毫米左右,所有肺泡完全展开的面积大约有 100 平方米。100 平方米其实并不算大,因为靠肺泡的气体交换需要给全身上下提供氧气。

如果肺泡上面长肿瘤,首先会从表面这层膜开始。由于空气污染或者工作环境、生活习惯的问题,我们或多或少都会吸入一些杂物到肺中,久而久之,就会把一个个气泡

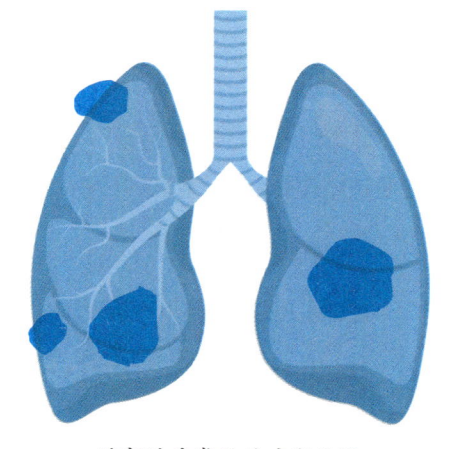

肺部肿瘤常见的病发位置

给填满。这样气泡表面的膜就会无休止地膨胀,一些不规则又代谢不出去的细胞逐渐长实了,气泡也就不再发挥换气的作用了。

肿瘤的存在不光能堵死气泡,它还会向外继续侵略。这种时候,身体的表象表现出来的可能只是突然咳嗽了一阵,或者感冒了一次,因为没有出现特殊的症状,所以早期的肺癌很难被发现。通常等我们发现的时候,肺部问题已经很严重了。临床统计显示,80% 的肺癌患者发现时都已是中晚期。

如何科学预防肺癌

- 确定自己身上是否有属于肺癌的高危因素。
- 科学自测肺功能状态是否健康良好。
- 学习肺癌相关知识,科学辨别肺癌早期症状。

哪些是肺癌的高危因素

- 有肺癌家族史。
- 有吸烟史并且年龄在 45 岁以上(每天吸烟超过 1 包,连续吸烟超过 20 年的须尤其关注)。
- 患有慢性肺部疾病。
- 环境致癌高危人群(主要包括从事石油、化工、煤炭、水泥等拥有环境致癌高危因素的从业者)。

医学专家提醒

有以上肺癌高危因素的任意一种人群,均应坚持每半年做一次体检,要比普通人更加密切地关注肺部健康。

肺癌的早期症状有哪些

- 咳嗽

临床上有将近 50% 的患者会出现刺激性呛咳、无痰或少许白色泡沫痰的症状。

- 声音嘶哑

肿瘤在发展过程中会累及、压迫喉返神经,从而导致声音嘶哑症状的出现。

- 咯血

肿瘤表面的血管丰富,咳嗽会造成表层损伤,从而导致血管破裂引发咯血,往往出血量不多,且质地鲜红或和泡沫混合在一起。

- 胸闷气短

特别是在运动时有明显的气短感,这是肿瘤堵塞了气道引发的不适。

> **医学专家提醒**
>
> 一旦发现自己或家人的身体有了以上表现,要及时警惕,尽快就医。如果确诊,要及早介入正规治疗,才能争取最大的生存希望。此外,对已经查出有肺部结节的人,更要明确自身结节的状态。

哪种结节是癌变的恶性结节

癌变的恶性结节是指边缘不光滑、有毛刺和拉丝的实性结节。有的结节还会出现空洞、溶解的表现,这些表现都属于恶性表现,这就要求我们在医院拍片检查后,对自身肺部的影像有正确的了解。

简单自测肺功能方法

腿脚不便的老年人也可以在家里初步自测肺功能。教给大家一个简单的检测方法,这个方法就是憋气实验。

如果憋气时间低于 30 秒,说明肺功能出现了一定的问题,建议多增加肺功能的锻炼。

锻炼肺功能的方法有很多种,缩唇呼吸是简单有效的方法之一。用一根点燃的蜡烛,放在面前约 30 厘米处,收缩嘴唇向火苗吹气,以火苗活动但不吹灭为原则,吹气时间越长越好。

如何健康养肺

为了保证肺部的健康,很多人都会选择户外运动,一来强身健体,二来可以呼吸新鲜空气。运动养肺的思路没有问题,但方法有讲究。若是运动的方法不当,不仅不能养肺,反而会加速肺部肿瘤的生成。所以,肺功能的锻炼是分人群的,而且预防阶段和确诊以后运动健体的方式也不同。

除此之外,中医认为穴位疗法和养生饮食能有效缓解气喘现象。取太渊穴,能补肺润肺。

太渊穴

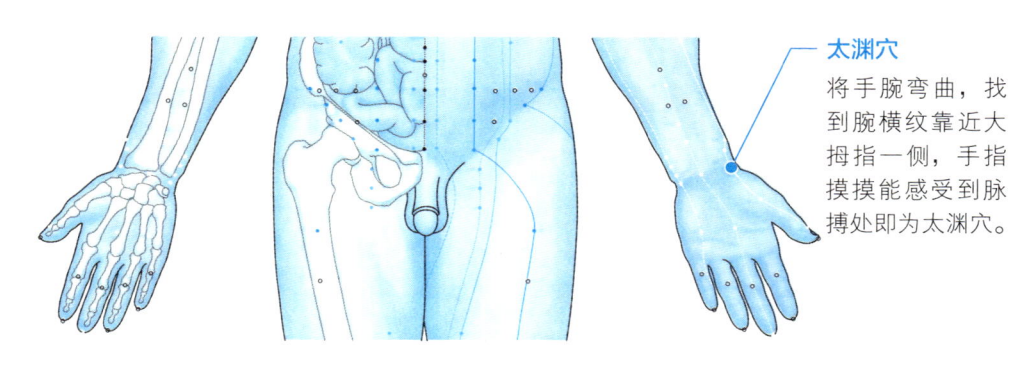

将手腕弯曲，找到腕横纹靠近大拇指一侧，手指摸摸能感受到脉搏处即为太渊穴。

具体操作

用手指点揉即可，一日按揉 3~5 分钟，以感到酸胀为宜。

功效

刺激太渊穴对于气喘等肺部疾病有一定的治疗效果。

益气养阴粥

食材

木瓜 100 克、银耳 10 克、百合 30 克、菱角 20 克、大米适量（人均 30 克）。

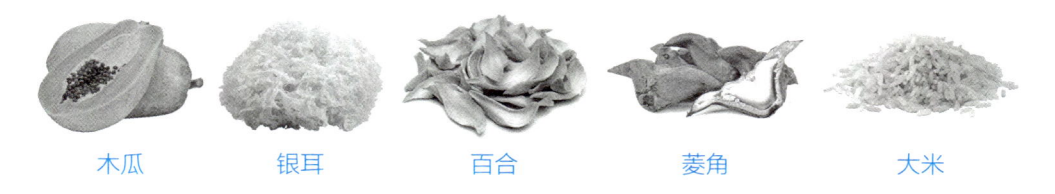

木瓜　　银耳　　百合　　菱角　　大米

做法

- 将木瓜、银耳、百合、菱角分别洗净，处理成块或片备用。
- 大米适量，洗净后和刚才处理好的所有食材一起煮粥食用。

营养解析

这道粥中的木瓜有养阴、润肺、润肠的功效；银耳有润肺养阴、抗肿瘤的功效；菱角也有抗肿瘤的功效；大米可补中益气、强壮身体。

注意：切忌在粥里加桂圆干、荔枝干等热性食材，这会影响功效。

慢性咽炎有可能会引发喉癌

说起咽喉部位的炎症，慢性咽炎最为常见，很多人都觉得慢性炎症也就是嗓子部位不舒服，忍几天就过去了，完全可以不予理会。殊不知，它能和癌症挂上钩。喉癌最初的起因之一，就是常见的慢性咽喉炎。

中医将咽炎划分到了喉痹的范畴，以咽部疼痛为主要症状。慢性咽喉炎会反复发作，造成该部位黏膜的反复损伤，在不断地损伤、修复、增生的恶性循环中最终发生癌变。所以，咽喉部位的炎症并不是无足轻重的存在。

咽喉部位决定着我们是否能发出声音。那么，常说的慢性咽炎和慢性喉炎是一回事吗？

不是的。慢性咽炎和慢性喉炎是分别独立的两种疾病。虽然它们都有嗓子不舒服的共同感受，但严格来说二者差异还是比较大的。

慢性咽炎和慢性喉炎的症状区别							
	咽部不适	异物感	发痒部位	分泌物	吞咽不适	声音嘶哑	干咳
慢性咽炎	有	有	咽	黏稠	咽口水不顺但吃饭没事	无	无
慢性喉炎	有	有	喉	黏稠	咽口水不舒服	有	有

如果存在一着凉声音就嘶哑的情况，这说明是咽喉部炎症的敏感人群，也是喉癌的高危人群。因为这类人群喉腔内的黏膜比一般人更容易发生感染，反复的感染易发生增生，随着时间推移，增生越来越厚，不再受控，就会发生癌变。

哪些"蛛丝马迹"预示喉癌的发生

- 痰液中开始出现红血丝。

- 明显的异物感,吐不出也咽不下。
- 放射性耳朵痛(喉咙和耳朵共用一个神经体系,所以痛感相通)。

如果出现上述的情况之一,很可能病情已经发生了癌变。

喉癌发生的原因

如果本来是慢性喉炎,同时具备以下原因中的其中一条,可能会导致喉癌发生。

导致喉癌发生的原因				
说话多,反复使声带受损	厨房油烟	家族遗传	喉部感染HPV病毒	抽烟和喝酒

了解了从咽炎、喉炎到癌症的过程和因果,不难看出,如果能在炎症状态时就加以重视,积极治疗,不让炎症进一步发展,就有很大概率能避免癌症的发生。

咽炎和喉炎(简称"咽喉炎")的治疗方法

外治疗法

- 咽喉炎导致咽喉肿痛、嗓子干痒、吞咽有异物感,可采取舌根运动法,能有良好的疗效。

方法:闭口后用舌尖抵住牙齿,正转18次,反转18次,然后将口中津液分3次咽下,早晚坚持各做1次。

- 中老年人患咽喉炎十分常见,患病后疼痛难忍,吞咽困难。若点压左手无名指尖,则能起到良好的止痛、消炎效果。

方法:用右手大拇指和食指间有节奏地点压左手无名指尖,坚持每日3次,饭前点压。每次点压10~15分钟,一般3~4日即可起到治愈的效果。

饮食疗法

红枣冲糖水、浓茶调蜂蜜

食材

红枣 5 颗、白糖 1 勺、绿茶 1 小撮、蜂蜜适量。

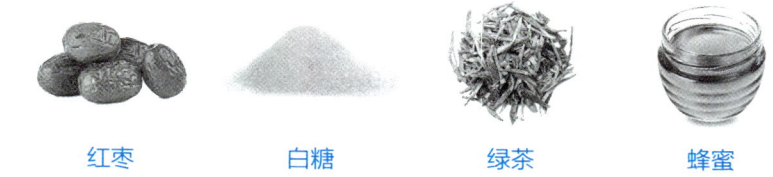

红枣　　白糖　　绿茶　　蜂蜜

做法及用法

- 将红枣的外皮烤焦，冲入白糖水饮服。
- 取适量绿茶用纱布包好，用滚热开水泡成浓茶汁，再加入适量蜂蜜调匀，每隔 30 分钟漱口一次，缓缓吞下，连用多次。

营养解析

这两种方法对治疗咽喉疼痛、咽喉炎有较好的效果。

此外，还可以通过核桃和玄参片来治疗咽喉炎。

- 核桃治咽喉炎

取 10 枚核桃，去硬壳拿出核桃仁，不去衣。分早晚两次服，15 天为一个疗程。核桃具有消炎、润肺、化痰、止咳的功效，可治咽喉肿痛、咳嗽等疾病。

- 口含玄参片治咽喉炎

可在临睡前，将 1 片玄参含在齿边或舌下。放一整夜，早起后吐掉。数月痊愈。此办法有助于减少咳嗽次数，改善睡眠，缓解喉咙干燥。

第三章 如何拥有一颗强心脏

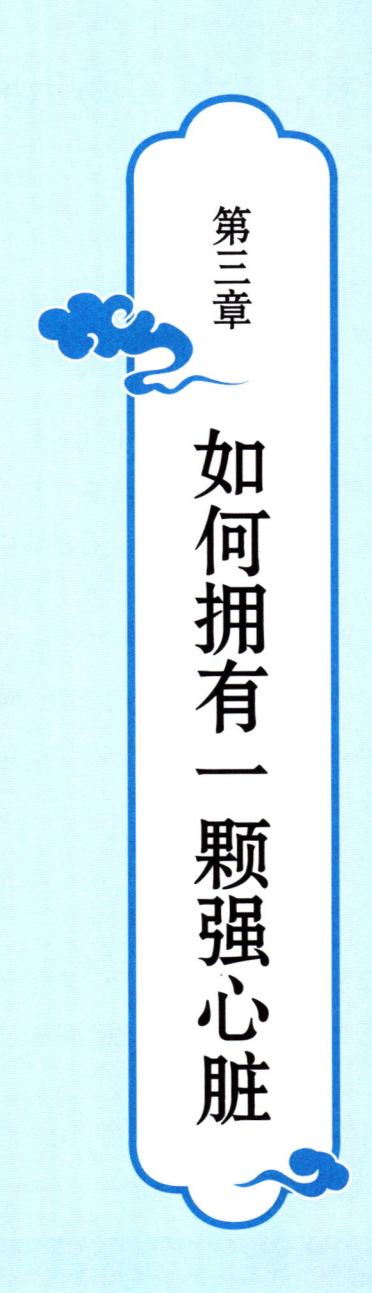

长期睡不安稳，心脏容易出问题

上了年纪的人经常遇到的一个难题就是睡觉不踏实，甚至失眠。中医认为，心主神明，心与失眠的关系最大。睡不好并不是睡眠本身的问题，而是身体内部出现了问题。睡眠时间并不是越长越好，人类健康的睡眠时长是6~8小时，超过或者不足都是不健康的。

人在深度睡眠状态下，全身的肌肉是放松的，在此状态下，营养物质才能得到很好的吸收。就好比手机充电一样，"充足电"，睡好觉，第二天才会有饱满的精神状态，身体功能才不会出现紊乱。而在失眠状态下，血压持续升高，这最容易损害的器官便是心脏和大脑。长期失眠的人，不仅要忍受身心的煎熬和过早衰老，还要面临产生心脑疾病和死亡的风险。

心脏病患者在发病前，往往会有血压和循环系统的波动。因为失眠使人体各项系统得不到充分的休整，影响身体内的各种代谢，疲劳和体内存留的有害物质对人体各项系统尤其是心血管系统会带来损害，增加发病的危险。

失眠产生的原因

中医认为，失眠多由情志、饮食内伤、病后、年迈、禀赋不足、心虚胆怯等病因所引起的脏腑失和、气血失调导致的。该病的治疗原则是通过调理脏腑，使气血调和、阴阳平衡。

最常见的失眠有五种类型：心胆气虚、痰热扰心、肝火扰心、心肾不交、心脾两虚。这五种类型，症状各不相同，调理的方法也不相同。

类型	主要症状
心胆气虚	多梦、易于惊醒、胆怯恐惧、心悸气短、倦怠、小便清长、易疲劳、形体消瘦、头目眩晕、口干舌燥、舌质淡、舌苔薄

（续上表）

类型	主要症状
痰热扰心	噩梦多、心烦不寐，伴面红耳赤、头昏沉、胸闷、口苦口黏、胃胀、嗳气、大便不爽、舌红苔黄厚腻、脉弦大滑数。多见于喜食肥甘厚味、浓茶、咖啡、酒之类的形体肥胖的人
肝火扰心	肝火旺盛、扰动心神、不寐多梦、彻夜不眠、易躁易怒、头昏脑涨、目赤耳鸣、口干而苦、不思饮食、便秘、舌红苔黄、脉弦数。多见于形体偏瘦、脾气急躁、爱生气的人
心肾不交	心烦失眠、惊悸多梦、头晕、耳鸣、腰膝酸软、梦遗、口燥咽干、五心烦热、潮热盗汗、舌红少苔、脉细数
心脾两虚	失眠多梦、眩晕健忘、面色萎黄、食欲不振、腹胀便溏、神倦乏力、皮下出血、舌质淡嫩脉细弱、妇女月经量少而色淡、淋漓不尽。多见于老年人或脑力劳动者

失眠的调理妙招

代茶饮

心胆气虚的失眠患者

茶方：龙眼肉 10 克、浮小麦 10 克、酸枣仁 10 克。

其中，龙眼肉可温通心阳；浮小麦能养心安神；酸枣仁能养血安神、润肠通便。

注意：这款代茶饮脾胃虚寒者不适合饮用。

痰热扰心的失眠患者

茶方：荷叶 6 克、佩兰 9 克、陈皮 6 克。

其中，荷叶和佩兰都有极好的化湿功效，且气味芳香；陈皮可理气、祛湿。三者组合有芳香化浊、祛湿的作用。

肝火扰心的失眠患者

茶方：菊花 6 克、白芍 9 克、决明子 6 克。

其中，菊花可清肝明目；白芍能滋阴柔肝；决明子能清肝降逆。三者组合可以让肝火往下走，同时改善失眠的症状。

心肾不交的失眠患者

茶方：枸杞子 6 克、五味子 3 克、莲子心 3 克。

其中，枸杞子和五味子都可以补肾阴；莲子心能清心火。三者组合能达到心肾相交的目的。

心脾两虚的失眠患者

茶方：龙眼肉9克、合欢皮6克、酸枣仁9克。

其中，龙眼肉能益脾长智、养心保血；合欢皮和酸枣仁具有安神、宁心的效果。三者组合有养心、养血、安神的功效。

> **医学专家提醒**
>
> 以上五种代茶饮均用开水煎制，每半个月为一个疗程，具体用法用量遵医嘱。如果分不清自己是哪种情况导致的失眠，还可以用"傻瓜助眠法"来操作，这个方法适合所有类型的失眠症患者。

"傻瓜助眠法"

具体操作

将王不留行籽用1厘米见方的小块胶布贴在内关穴、神门穴、安眠穴、涌泉穴（取穴方法见第28页）这4个助眠穴上。通过对定点穴位的刺激，有助于达到经络调节、辅助入眠的作用。

内关穴
内关穴位于前臂掌侧，手腕横纹向上，手三指并排处，握拳屈腕时可见的凹陷中。

神门穴
神门穴在腕部。取穴时，微握掌，另手四指握住手腕，屈拇指，指甲尖所到凹陷处即为神门穴。

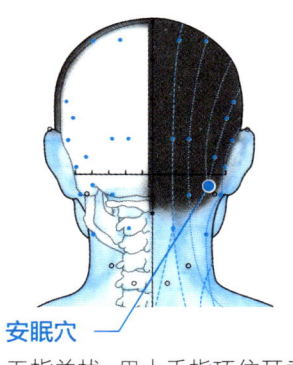

安眠穴
五指并拢，用小手指顶住耳垂下方，此时中指对应的地方即为安眠穴。

这些人是心梗的危险群体

有这样一群特殊的心梗危险群体,一旦发病情况会很可怕,甚至造成致命的后果。他们发病的时候,与一般的心梗相比具有 3 个明显的特点:起病更急、病情更危重、死亡率更高。

引发特殊心梗的 3 个危险"按钮"

第一个"按钮":炎热

在炎热的情况下,高温失水会使血液的黏稠度增加,引发致命心梗,因此在高温环境下,尤其是夏季,中老年人首先要警惕危险的失水症状。

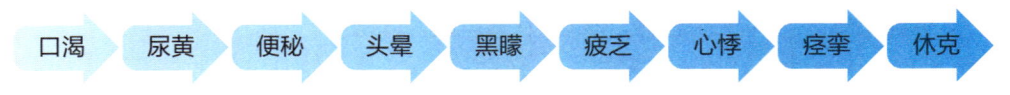

口渴 → 尿黄 → 便秘 → 头晕 → 黑矇 → 疲乏 → 心悸 → 痉挛 → 休克

失水由轻到重的身体表现

生活中应有意识地增加日常饮水量,同时多进食一些富含钾、水分的水果或果汁,比如橘子水、椰子水、香蕉等。

第二个"按钮":大温差

经常经历温差考验的人,尤其是上了年纪的人都存在一定的心梗风险,比如"候鸟人",经常往返南北,忽热忽冷。临床数据显示:单日温差超过 9.4℃时,有可能会诱发急性心梗。

第三个"按钮":夜间高血压

夜间高血压的标准:夜间平均血压 ≥ 120/70mmHg。夜间出现高血压是引发心梗的直接原因,所以在日常的血压监测中,不能忽视夜间的血压,尤其是自身有高血压病史的中老年人,或已经因为高血压出现了并发症的人群,更应该在晚上入睡前养成监测血压的习惯。

另外有临床数据表明，中老年人心梗发病时如果没有得到及时救治，死亡率高达约30%，其中，约70%的人还没有送到医院就已经失去了生命。对于这种发病急促又高危的疾病，时间就是生命。降低死亡率的最好方法只有先于病发准确细致地发现有预示意义的心梗症状。

心梗症状要尽早识别

当出现以下症状时，一定要提高警惕，高度怀疑心梗：

- 胸骨后（胸部正中或偏侧）出现胸闷、呼吸困难、濒死感、压迫感症状。
- 出汗、恶心持续时间在5分钟以上。
- 牙痛、上腹痛、嗓子痛。

判断心脏是否健康的方法

想要知道自己的心脏是否处于健康状态可以这样做：

将一侧的手臂高举，然后用对侧的手拇指按向腋下深处的极泉穴（取穴见第28页）。如果按压后感到麻，为正常反应，提示心脏健康；如果按压后感到疼，则提示心脏健康存在隐患，可能会引起心慌、心痛、失眠、健忘等症状，因此要比一般人更加注意心脏的健康状态。

有利于心脏健康的日常锻炼和饮食

平日在衣食住行诸方面可以多做对心脏健康有益的事，比如做护心体操或吃护心鸡蛋羹等。

护心操

腹式呼吸，通过深吸气、缩唇慢吐气的方式来增强肺功能，同时配上肢体动作。

具体操作

- 立位吸气，前倾吐气。

- 单举上肢吸气，手放下吐气。
- 双手平举吸气，双手压腹吐气。

> **功效**

此护心操能增强通气功能和肺功能，促进浊气的排出。

护心鸡蛋羹

> **食材**

鸡蛋 2 个、牛奶 200 克、红花籽油适量。

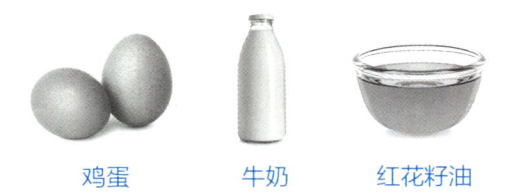

| 鸡蛋 | 牛奶 | 红花籽油 |

> **做法**

- 将鸡蛋打散，加入牛奶，沿着一个方向轻轻搅拌均匀。
- 水烧开后上锅蒸 7~8 分钟，起锅后加入适量红花籽油即可。

> **医学专家提醒**

注意区分红花油和红花籽油，二者不能混淆。

心脏多久会达到使用极限

心脏是有使用期限的，每个人的心脏使用期限并不相同。想要知道心脏多久会达到使用期限，不仅要看心脏的健康状况，还要清楚可能会导致心脏寿命迅速缩短的原因。

有一种老年人常见疾病，一旦出现某些症状，就意味着生命开始进入倒计时，一半的人活不过2年。这时的心脏就已经达到使用的极限临界点，随时可能发生猝死。那么，到底是什么疾病才会导致身体出现这些危险症状呢？

导致患者心脏使用寿命达到极限的幕后元凶是主动脉瓣钙化。主动脉瓣是掌管心脏往全身泵血的"生命之门"。正常情况下，这个"门"非常轻薄，厚度不超过1毫米，而且能够自由地进行开合活动，但是使用时间长了，这个"门"就会逐渐变得坚硬又厚重。有一天，当它再也打不开或关不上的时候，就是心脏使用寿命快到极限的时候。

既然发病原因清晰，为何还有那么多人等到濒临发病时才重视呢？这是因为主动脉瓣钙化非常狡猾，在到达心脏使用寿命的极限之前，可能有漫长的20~30年时间，期间没有丝毫症状，所以一旦发现，便是生死关头。而且，75岁以上人群的发病率高于32%。

哪些症状可以帮助我们及早发现主动脉瓣钙化

主动脉瓣钙化会出现四大危险症状：气喘、胸闷、胸痛、晕厥。

一旦出现这些症状，需要及时就医检查。因为很多老年人会合并冠心病，或者其他肺功能的问题，所以这些症状容易被误以为是基础疾病加重，进而没有及时地检查，从而延误治疗，危及生命。所以，建议45岁以上人群在常规体检时加检超声心动图，这样可以更早得知心脏主动脉瓣膜的健康状态，决定有无必要定时复查和监测。

此外，从临床数据中得出，长期患有高血压的人群是钙化性主动脉瓣狭窄的高发人群。这是因为，当机体长期处于高血压状态时，会引起血流动力学紊乱，如果血压过高，每次泵血瓣膜的内皮会在血流冲刷下导致受损，而内皮损伤之后，血液中的脂质沉积会逐渐发生钙化，造成主动脉瓣的狭窄。也就是说，45岁以上且有高血压史的人群尤其要有养心、护心的健康意识。

养心护心功夫在日常

首先，避免熬夜。熬夜时身体会在血管内释放特殊的激素，这些激素会刺激血管收缩，促进血管发生钙化。除遗传因素外，几乎所有的冠心病患者或者严重血管钙化的年轻患者，都有熬夜的陋习。

其次，要注意调节自己的饮食，多吃蔬菜和水果。蔬菜中富含镁、钙、叶绿素、叶黄素及胡萝卜素，这些丰富的维生素和矿物质对心血管有好处。新鲜蔬果中含有的生物类黄酮被认为有显著扩张冠状动脉的作用。此外，在对血管健康有益的诸多食材中，菰米的效果更为显著。

护心养生餐——五彩牛肉饭

食材

菰米250克、牛肉500克、黑土豆1个、茭白1根、胡萝卜半根、生抽1勺、食用油5~10克、葱5克、生姜2片、清水少许。

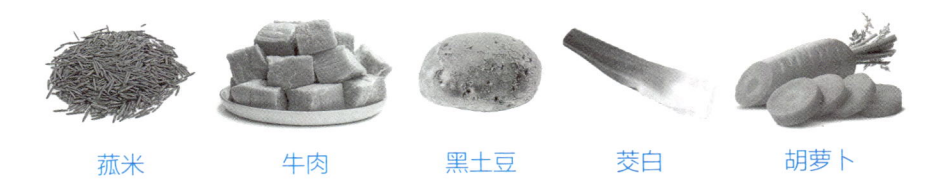

菰米　　牛肉　　黑土豆　　茭白　　胡萝卜

做法

● 将牛肉切块处理备用；黑土豆去皮切片备用；茭白、胡萝卜洗净，切成斜刀块备用。

- 菰米浸泡后上锅，加入少许清水（水没过米的一半）蒸30分钟。
- 锅中倒油，将葱和生姜煸香，放入牛肉煸炒。
- 待牛肉炒到有点微微的焦色时，放入黑土豆片、茭白和胡萝卜块煸炒。
- 放入生抽调味，加入清水，大火炖50分钟，出锅即可。

营养解析

菰米被称为"被遗忘的第六谷"，它的欧米伽3（Omega-3）脂肪酸的含量是大米的5倍，欧米伽3脂肪酸对维护心血管健康有益。菰米还含有黄酮类化合物等多种抗氧化物质，抗氧化能力高于普通大米20倍。另外，黑土豆含有丰富的花青素、铁和钾，对治疗贫血和心血管健康也有帮助。

利水护心代茶饮

茶材

茯苓5克、紫苏子3克、玉竹5克、竹叶3克。

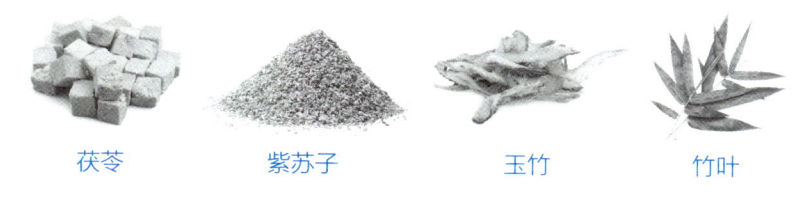

茯苓　　紫苏子　　玉竹　　竹叶

做法

取茯苓、紫苏子、玉竹、竹叶，以沸水冲泡代茶饮用即可。

营养解析

此茶饮有健脾利水、养心护胃的功效，适合气虚、有轻微水肿、感觉心肺功能稍微减弱的人群饮用，但脾胃虚寒者不宜饮用。

四参养心汤：冠心病的中医养护方

中医认为，超过半数的冠心病患者身体中普遍存在阴虚的问题。那么，冠心病的哪些症状是在提醒身体出现了阴虚呢？

冠心病患者出现下列症状表示存在阴虚		
心悸	怔忡	五心烦热
多梦	失眠	舌红少苔

阴虚会出现如上表中所示的症状，并且随着阴虚的发展，冠心病的病情也会加重，从单纯阴虚发展为气阴两虚。如果在这个过程中，病情还不能得到有效控制，损伤阳气后还可能会出现心梗或心力衰竭（简称"心衰"）等恶性事件。

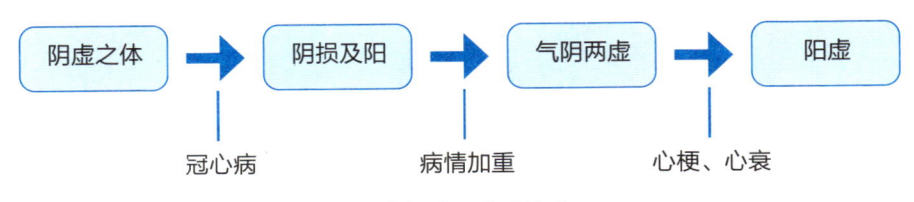

阴虚之体（冠心病） → 阴损及阳（病情加重） → 气阴两虚（心梗、心衰） → 阳虚

阴虚与冠心病的关系

上火是生活中最常见的身体不适表现之一，对有心脏基础疾病的人群来说，上火也有伤害心脏的可能。中医认为，心是君主之官。既然心脏在身体里的地位堪比一国之君，那自然是容不得任何人侵犯的。《黄帝内经·灵枢》中说："少阴，心脉也。心者，五脏六腑之大主也，精神之所舍也，其脏坚固，邪弗能容也。容之则心伤，心伤则神去，神去则死矣。故诸邪之在于心者，皆在于心之包络。""心之包络"就是包裹在心脏表面，保护心脏的经脉。书中认为，心脏病其实就是外邪停在心包络作乱，而一旦病邪侵入心脏内部了就会死亡。

所以说，像上火这样的侵犯举动，心脏也会做出相应的反应。上火常常会导致失眠、心悸、口舌溃疡等表现，也可能会加重心脏的基础疾病，甚至诱发急性心血管事件。

适合冠心病患者的运动疗法和食疗养心

运动疗法

下面两个动作是从八段锦中提取演化而来,对打开身体气息、保护心肺健康非常有益。

动作一

双脚齐肩自然站立,高举双手过头顶,手心向上,手掌自然张开,吸腹,手部不要过于用力,尝试完成5个呼吸动作为一组。如果是年纪已经很大的老年人可以靠墙完成,增加运动的安全性。

动作二

躺在床上,双腿并拢,尽可能地将双膝靠近腹部。当最大程度靠近腹部后,开始深呼吸,腿部动作保持静止状态,尽量坚持5分钟,身体出汗即可。如果实在坚持不了这么长时间,也不用勉强,循序渐进即可,无须有负担。

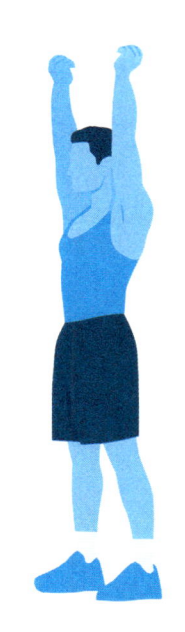

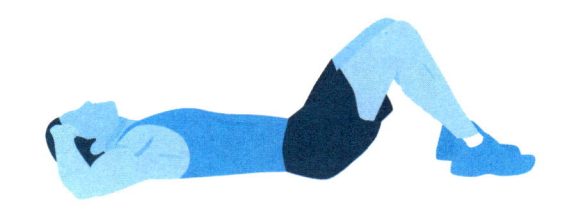

食疗养心

四参养心汤

🥣 **汤材**:

党参10克、沙参20克、丹参30克、苦参6克、枳壳10克、五味子6克、茯苓15克、生龙齿20克、黄连6克、当归20克、甘草10克。

🥣 **做法**

煎制服用。

🍵 **营养解析**

此汤剂中的丹参对改善心肌缺血有益，配合党参和沙参能起到气阴双补的功效。黄连是苦味药的代表，在泻心火同时能治疗心律失常。

育阴茶

🍵 **茶材**

北沙参6克、麦冬6克、生地黄6克、五味子3克。

🍵 **做法**

开水冲泡饮。

🍵 **营养解析**

此茶方出自"生脉饮"，而"生脉饮"出自唐代的《千金方》，距今已有1300多年的历史。原方中用的是人参，这里换为北沙参。北沙参能养阴益气，和生地黄搭配可以增加心脏的阴血；麦冬可以滋养心阴；五味子味苦，入心可以敛阴。此茶性质甘平，非常适宜冠心病患者饮用。但注意，不适宜痰湿人群饮用。

清心茶

🍵 **茶材**

竹叶3克、黄连3克、丹参6克、莲子心3克。

🍵 **做法**

开水冲泡饮。

🍵 **营养解析**

此茶方具有清泻心火的作用，出自经典方剂"导赤散"，针对心火旺盛、口干口苦、口舌生疮、小便赤黄的症状尤其有效。另外，此茶方还有辅助降糖的功效。

但注意，因为此茶方组成的茶材多苦寒，对消化道有刺激作用，所以对消化不好的人来说不宜饮用。

金银花山楂饮

茶材
金银花 3 克、生山楂 5 克。

做法
取适量金银花和生山楂放入锅中，加水煮沸后倒入杯中饮用即可。

营养解析
此茶方特别适合热毒内盛、口舌生疮、烦躁不安的人饮用，同时也适合热毒内盛的冠心病患者饮用。但脾胃虚弱者、孕妇应慎用。

心肌"偷懒"的原因是什么

我们工作久了会感觉累,心脏会吗?它是否也有"偷懒"的时候呢?答案是否定的。心脏一直是很勤劳的,如果有"偷懒"的情况,也是被迫的,比如心衰。首先要明白一点,心衰不是一种独立的疾病,而是心脏病发展的最终阶段。

早在中医经典著作《黄帝内经·灵枢》中,就曾提及"心气始衰"的概念,认为心衰的病因确实包括久病耗伤、劳倦,除此之外,还包括外邪、情志等。事实上,造成心衰的直接原因是气虚、血瘀和水饮内停。

简单来说,心脏在人体中相当于水泵的功能,要推动全身血液的运行。当心脏功能不好的时候,水泵就会出现问题,导致气虚血瘀运行不畅,进而造成水饮内停。水饮内停首先影响的就是心脏和肺。由于水气受心脏的推动变得无力,首先在肺内停聚,形成水饮阻肺。水饮阻肺的直接表现就是憋气、气喘、咳嗽、有泡沫痰。从具体的症状表现来看,也很符合《黄帝内经》中对心衰临床表现的记述。所以,泻肺利水益心是治疗心衰的基本法则。

因为心衰的发病主要部位在心脏,且轻症时起病比较隐匿,不易被察觉,所以感觉上像是静悄悄地发生和发展,但严重时却可以累及肝、肺、脾、肾等多个脏器。临床数据显示,心衰患者 5 年的生存率不到 50%,但是每 10 个心衰患者中就有一个是可以被逆转的,所以不幸中也有幸运。

可以预防心衰的常见中药

生黄芪	桃仁	地龙	三七	黄连
连翘	浙贝	郁金	丹参	益母草

注意:具体方剂组成与用量,需遵医嘱。

预防不同类型心衰的养生粥

益气养血护心粥

食材

黄芪 5 克、当归 5 克、熟地黄 5 克、白芍 5 克、粳米 50 克。

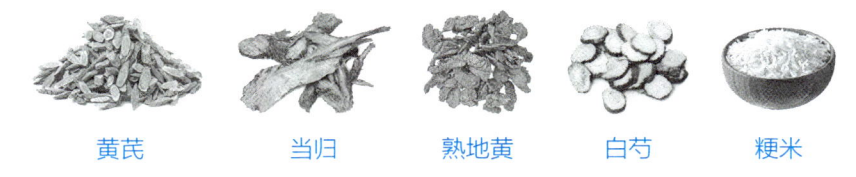

黄芪　　当归　　熟地黄　　白芍　　粳米

做法

- 将黄芪、当归、熟地黄、白芍洗净下锅，开锅后熬制 20 分钟。
- 过滤掉药渣后，在药汤中加入粳米，再煮 20 分钟即可食用。

营养解析

此养生粥可以补益心脾、益气养血，对气虚血亏的心衰有极好的预防作用。

医学专家提醒

体质壮实，且口干舌燥、脾气急躁等实证突出的人群不宜食用。

心跳太慢一样会"伤心"

人的心脏一生大约能跳动 40 亿次，是一个相对的定数。因此，心跳越快则寿命就越短，心跳状态直接影响着寿命。那么，心跳慢一些是不是更好呢？

《脉经》中说："迟脉，一息三至，去来极慢。"常人之脉，一呼一息脉动为 4 至 5 次，而迟脉仅 3 次，即每分钟脉跳在 60 次以下，即迟脉为速率不及的脉象。迟脉是具有独立意义的脉象，其特征是脉的跳动速度过慢。由此可见，心脏跳动过快或过慢都是病。

以迟脉为例，这种病在中老年人群中发病率非常高，致死性也强，却极易被忽视。因为在它起病之初，症状轻微，不易被发觉，如果诊断和治疗不及时，可能会发生猝死的情况，老年人患病后的致死率高达 20%。

究其病因，人的脉和五脏是相关的。五脏有阴阳之分，阳气可以让我们兴奋、活跃，对应着心跳和脉搏会加快；阴气可以使人安静，对应着心跳和脉搏会减慢。迟脉症就是心跳和脉搏减慢的状态。

迟脉症的根本病因是心肾阳虚，加上阳郁血瘀。阳郁血瘀就是身体中有寒凝。所以，针对迟脉症不仅要补阳，还要通阳。

迟脉症的常见症状

- 阳气不足，气血乏力，懒得动。
- 一过性黑矇。
- 眩晕、呕吐。

调理迟脉症的经典方

通阳活血方

药材

黄芪5克、人参5克、附子5克、三七5克、生地黄5克。

做法

煎制服用。

营养解析

此方中,黄芪是君药,能补肾、温肾阳。人参辅助它发挥合力,能补阳气、补心气。附子是臣药,能温通补阳。三七不仅能活血不破血,还能止血,主要是辅助附子通阳活血。生地黄是佐药,能滋阴润燥补肾。

医学专家提醒

此方具体用法用量要遵医嘱。

日常居家健心甩手运动

其实,不管心跳过慢、心跳过快,还是心律不齐、心跳时快时慢都是病态的。气定脉畅心自安,想要气定脉畅就要重视运动。在身体条件允许的情况下,坚持日常活动,多步行,适当进行家务劳动。如果身体条件不允许了,心脏功能出现明显衰退时,也要尽可能自主活动,比如甩甩手、活动四肢。

具体操作

- 双脚与肩同宽,站稳。
- 双手同步举起至与肩平。
- 双脚脚掌用力向下抓地,同时双手用力向身后甩动,尽可能甩到最大角度。

> **功效**
>
> 局部的运动对于整个人体都有一定的激活作用,有助于健心强体。
>
> **医学专家提醒**
>
> 此甩手运动的运动量要依据自身健康状况而定,最初可以一组 50~100 个,一天两组。身体状态适应较好时,可以适当增加到 300~1 000 个。
>
> 除运动健心之外,一旦出现紧急情况时,还可以采取中医特有的急救法——针刺十宣穴。

中医急救法——针刺十宣穴

此穴位是经络的交汇点,内通脏腑。在急救时针刺此穴位放少量血,可以醒脑、醒神开窍、泻热、镇静、止抽搐等。在日常保健中,对此穴位进行轻微刺激、按摩指尖或者用指甲掐,3~5 分钟即可安神定悸,有辅助治疗失眠、心烦心悸的作用。

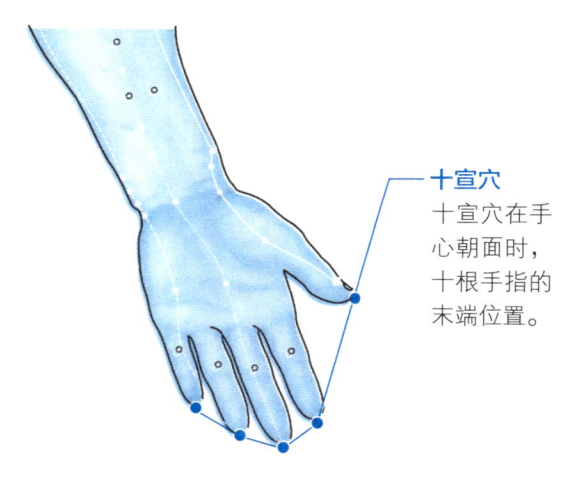

十宣穴
十宣穴在手心朝面时,十根手指的末端位置。

饮食调节很有必要

- 富钾低钠的食物对心脏健康大有裨益

多吃一份钾,相当于少吃三份钠。心率偏慢的人可以在日常生活中多吃富钾、低钠的食物,比如土豆、香蕉、牛奶等,避免高盐饮食。在购物时要看清配料表,警惕隐形钠盐的危害。

- 镁离子对维持正常心跳很关键

一旦体内缺乏镁离子,心动过速、心动过缓等多种心脏问题便会找上门来。镁离子最好的来源是绿叶蔬菜,一般绿色越深的蔬菜,镁离子含量越高。

心悸不慌，分型对治

《黄帝内经》有记载"心痹者，脉不通，烦则心下鼓，暴上气而喘"。这里的"心下鼓"指的就是心悸、心律不齐。中医认为"脏腑无疾恒不觉"，即人体的器官在正常情况下是不应该被感受到的，如果能清晰地感受到这个器官，往往说明身体出现了问题，比如当我们能感受到心跳，不管是心跳得太快、太慢，或不规则乱跳时，都称为心悸，这就在提示心脏出现了问题。

心悸是各种心脏病常见的共同特征。也就是说，无论是心阴虚、心阳虚、阴阳两虚、心肌炎、高血压心脏病或者冠心病等，都会出现心悸的症状。所以，心悸是典型且共同的症状，它的出现提示我们心"虚"了。

人体的阳气与生命的发展是相互配合的。随着年纪的递增，人体内的阳气会从弱到强再逐步衰落，所以，老年人的阳气就处于最后逐步衰落的阶段。在这种情况下，如果自身还有慢性疾病，比如糖尿病、慢性胃炎、带瘤生存等，那么就很有可能会出现心阳虚的情况，发生心悸。

心阳虚性心悸的常见症状

- 心悸不安
- 胸闷气短
- 形寒肢冷
- 面色苍白
- 舌质暗淡

轻度心阳虚性心悸患者的代茶饮方

桂枝甘草代茶饮

茶材

桂枝6克、甘草10克、大枣1颗。

做法

- 将大枣在火上或锅内烤一烤，外皮出现裂纹即可。
- 取适量桂枝，和甘草、大枣放在一起，加水代茶饮。

营养解析

辛味药和甘味药合在一起可以化阳，能使人的阳气慢慢生化，变得充足起来。

医学专家提醒

此代茶饮出自1 800多年前的《伤寒杂病论》。此茶喝完后可以继续加水，一份药可以喝一天。注意：有阴虚表现的人或有耳鸣、口苦、牙痛等上火表现的人都不宜饮用此代茶饮。

哪些人群可能会出现心阴虚性心悸

除了心阳虚以外，心阴虚也会出现心悸的症状。心阳虚导致的心悸往往心跳较慢，而心阴虚导致的心悸往往心跳较快。在焦虑、抑郁、神经官能症人群中，常常会出现心阴虚性心悸的问题。

临床数据显示，熬夜人群、加班族和有长期吸烟史、饮酒史的人群为心阴虚性心悸的高发人群。

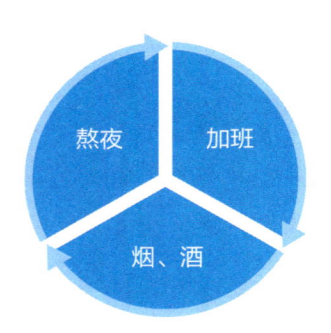

心阴虚性心悸的常见症状

- 心悸易惊
- 心烦失眠
- 五心烦热
- 口干盗汗
- 头晕目眩
- 耳鸣腰酸

心阴阳两虚性心悸是怎样的

心阴阳两虚也会出现心悸的问题，这种类型的心悸一般比较严重，常出现在重症心脏病患者中。心阴虚、心阳虚和心阴阳两虚的关系如下图所示：

心气虚 --→ 心阳虚 --→ 阳损及阴 --→ 阴阳两虚

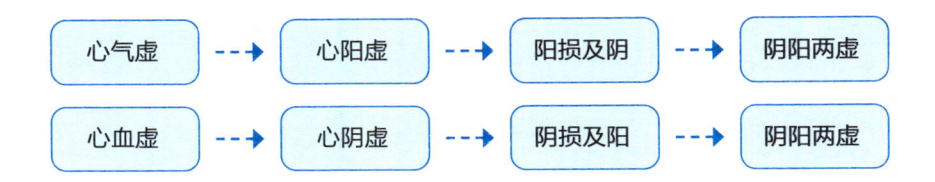

心血虚 --→ 心阴虚 --→ 阴损及阳 --→ 阴阳两虚

由上可知,无论是心阴虚还是心阳虚,一不注意都会逐渐发展为心阴阳两虚。

治疗心阴阳两虚性心悸的经典汤

炙甘草汤

古人虽然不知道心率,但认识到了脉搏。当心跳不正常的时候,意味着脉搏也不正常,而吃了炙甘草汤可以把不正常的脉搏恢复到正常,因此后人也把炙甘草汤称为复脉汤。

◆ 汤材

甘草(炙)12克、生姜9克、桂枝(去皮)9克、人参6克、生地黄50克、阿胶6克、麦冬(去心)10克、麻仁10克、大枣10颗。

◆ 做法

用水煎服,阿胶烊化,冲服。

◆ 营养解析

此汤方能益气滋阴,通阳复脉。

医学专家提醒

炙甘草汤需要专业医生配伍才能使用,请勿自行服用。心阴阳两虚性心悸发生时最好赶快去医院。

心源性猝死的黄金救治时间只有 4 分钟

中医称猝死为"卒死""五绝"等。猝死的发病率较高，而且平均年龄也在下降，猝死已经成了无法回避的健康问题。其实，绝大多数猝死都是"心源性猝死"。心源性猝死是指由心脏原因导致的突然死亡，这种疾病发病有着不可预见性，从发病到死亡只要几秒钟至 1 小时。

哪些人群是猝死的高发人群

第一种是既往有冠心病病史。这部分人群的血管中存在冠状动脉粥样硬化斑块，如果斑块破裂就会堵塞血管，导致心脏缺血的时间过长，大脑得不到供应，就有可能会引发猝死。

第二种是本身已经有冠心病，甚至血管中存在斑块，但是他自己不知道，甚至从来没有查过。当情绪波动、运动剧烈、血管收缩等危险因素出现，甚至从来没有任何症状，发病就是猝死。

从季节上来说，猝死高发的季节是夏季。夏季高温闷热，身体难免会出现一些不适的症状，很多人都觉得天热忍忍就过去了，却忽视了盲目忍耐的后果，于是，心源性猝死就发生了。如果本就属于高发人群，夏季的时候更要格外注意。

心源性猝死并非无迹可寻

临床上，通常会将心源性猝死划分为 4 个发展过程：

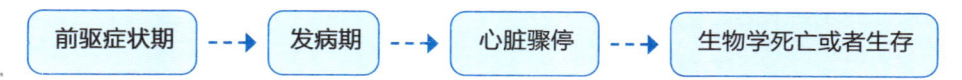

前驱症状期 --→ 发病期 --→ 心脏骤停 --→ 生物学死亡或者生存

我们自己能做的，就是抓到前期症状期的蛛丝马迹，不要走到心源性猝死这一步。

猝死的早期症状

- 一过性胸痛，说不清楚的感觉。
- 呼吸困难，以为是岔气。
- 流感的症状。
- 心悸、晕厥。
- 男性通常表现为胸痛，女性表现为气短，持续时间 3~5 分钟。

近些年，不少中年人甚至 35 岁以下的年轻人也出现意外猝死的病例，他们中不少人每年都在体检，却还是突发病，这又是为什么呢？

目前我国的常规体检主要停留在传统固有项目上，比如心电图、超声、化验血项等，这些项目大多只能粗略检查出血脂高、心律不齐等比较容易检验出的疾病，却很难查出冠心病。大部分的人看到自己的心电图正常，就简单以为心脏是完全健康的了。因此，不少已经患上冠心病的人没有采取有效措施，增加了在毫无征兆的情况下发生心源性猝死的概率。尤其是高血压患者，更要维持好自己的心率，控制在每分钟 80 次以下，这样才安全。

哪些人群推荐去做冠状 CT 检查和平板运动

- 频繁抽烟、喝酒、吃肉的人。
- 有高血压、糖尿病、高血脂的人。
- 身体肥胖不运动、压力大的人。

冠状 CT 能更直观地了解到心脏的冠状动脉有无狭窄、狭窄的程度，以及有没有发育畸形的情况等。平板运动则是让检查者不停地在专业设备上进行运动，一段时间后监测心电图的变化，看是否有心肌缺血的表现，这也是心肌缺血、冠心病诊断和预判的重要依据。

心源性猝死的急救方法

如果身边有人发生猝死，我们可以做什么？中医史上最早的关于猝死的急救复苏术记载于《华佗神方》中："一人以手按据胸上，数动之；一人摩捋臂胫屈伸之，若已僵，但渐渐强屈之……"与现代心源性猝死急救的胸外按压有异曲同工之妙。

很多时候，心源性猝死常常发生在家里、路上，在没有专业医护人员到达之前，目击者都可以对患者采取积极的措施。

> **医学专家提醒**
>
> 如果遇到紧急情况，需要第一时间进行胸外按压。

胸外按压

具体操作

- 将患者放在地面上或者硬板床上，解开患者衣服。
- 救援者站立在患者的一侧，双脚与肩同宽，双臂向下伸直，双手相扣，右手扣住左手。
- 在患者两乳头连线中点位置，用力垂直向下按压，按压深度至少在 5 厘米。
- 按压频率是每分钟至少 100 次，每按压 30 次，口对口人工呼吸 2 次。反复进行至少 5 个循环，再判断患者的呼吸、心率。如果仍未恢复，继续做胸外按压及口对口人工呼吸，同时拨打"120"，将患者紧急送往医院直至患者的呼吸、心跳恢复为止。

日常健身能减少猝死的发生吗

中医经典《黄帝内经》不提倡剧烈运动，曾指出"不妄作劳，形与神俱"，认为剧烈的运动会让心脏不堪重负。

> **医学专家提醒**
>
> 经常运动的人一般不易出现猝死，平日缺乏锻炼的人，如果突然剧烈运动就易发生猝死。所以，运动不易心血来潮，不易过度过量。健康的心脏所需要的运动是常规的、舒缓的，比如坚持慢跑。

慢跑半小时：有效预防心血管病

运动可以降低人体内极低密度脂蛋白胆固醇的水平，以防止其黏附在血管壁上，减少对血管的危害。但只有定期、规律且达到一定运动量的活动才会产生有效的预防作用，比如每天慢跑 30 分钟，并坚持 14 天以上。

预防猝死的日常饮食

侉炖鱼

食材

鲈鱼 1 条、西红柿 1 个、胡萝卜 1 根、五花肉 150 克、茉莉花茶 1 杯、啤酒适量、葱 10 克、生姜 5 克、八角 1 个、黄豆酱 1 小勺、食用油少许。

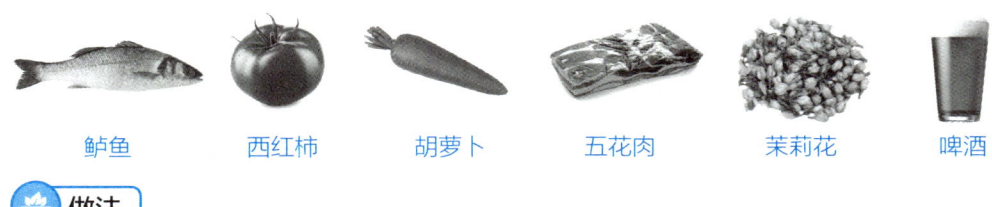

| 鲈鱼 | 西红柿 | 胡萝卜 | 五花肉 | 茉莉花 | 啤酒 |

做法

- 将鲈鱼的背部切花刀，五花肉切片，西红柿、胡萝卜切块，备用。
- 锅中倒油，烧热后放入五花肉、葱、生姜、八角煸炒。
- 加入胡萝卜、西红柿和黄豆酱。
- 倒入啤酒，放入鲈鱼，加入茉莉花茶，中小火炖煮 15 分钟即可。

营养解析

这道菜中的西红柿含有番茄红素，可以软化血管，起到保护心血管的作用。鲈鱼的脂肪含量非常低，并且含有一些蛋白质及人体所需要的物质成分，对心脑血管疾病有较好的预防功效。

第四章 脾胃受损怎么办

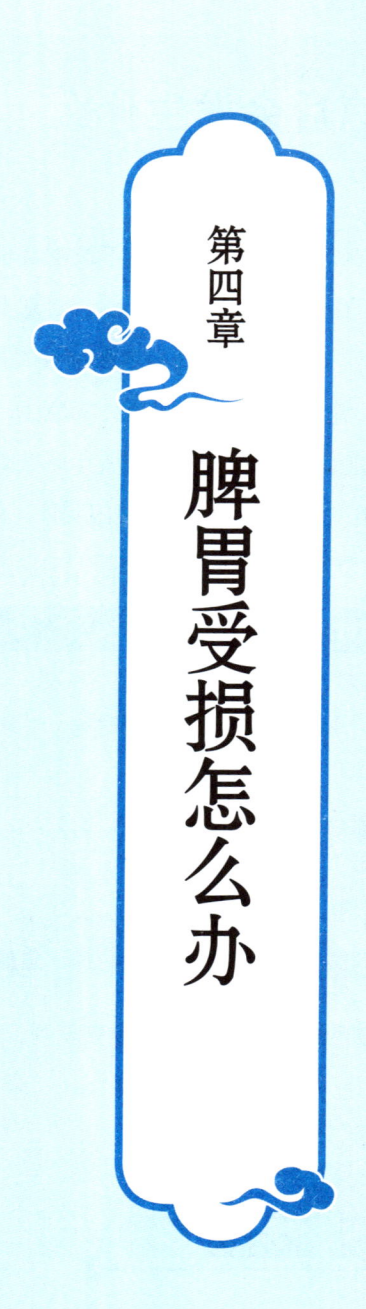

胃着凉后会发生什么

有的人每到气候转凉时就胃疼，不敢喝凉水，也不敢吃其他凉的东西，这种看起来稀松平常的小心背后是胃寒的困扰。很多人不了解，胃寒非但不易好，久拖不治还可能会引发癌症。据临床统计，大约有3%的慢性萎缩性胃炎会转变为胃癌。而慢性萎缩性胃炎在中医的诊断中，几乎都是胃寒、胃湿、胃瘀所导致的。

中医的胃寒，指的是脾胃阳气虚衰，过食生冷或寒邪直中所致阴寒凝滞胃脘的症候。临床上常见的胃寒分为三种基本类型：脾阳虚证、寒湿困脾证、湿热蕴脾证。接下来根据身体的细节表现，教大家如何辨别三种胃寒类型，逼出胃内寒凉之气。

三种胃寒的症状与方剂治法

类型	表现	药方
脾阳虚证	消化不良、胀气，小便清长、大便时干时稀，舌质淡白、舌苔薄滑	二陈汤
寒湿困脾证	舌质暗淡、尿频尿急、大便秘结、反酸、胃灼热、不思饮食、面色晦黄	升阳益胃汤
湿热蕴脾证	舌质淡红、舌苔腻黄、大便干结、小便时有尿痛，嗳气胀气，胃、后背或身体其他位置出现隐痛、焦虑	化气汤

由此可见，胃寒的临床表现类型不同，具体表现也有差别，对症用方十分重要。

脾阳虚证

二陈汤

药材

半夏15克、橘红15克、白茯苓9克、甘草（炙）4.5克、生姜7片、乌梅1个。

做法

将所有药材研磨成粗末，加入生姜、乌梅，水煎温服。

营养解析

此方中的半夏，在原始方剂中有毒性，需要汤洗 7 次后再用，现在药店售卖的半夏都已去毒性，可以直接用。半夏辛温而燥，最善燥湿化痰，且能降逆止呕。橘红能理气，燥湿化痰，使气顺痰消。茯苓能健脾渗湿，使湿无所聚。甘草能和中健脾。

> **医学专家提醒**
>
> 个人体质病情各异，具体用方用量需严格遵守医嘱，不得擅自加减。

寒湿困脾证

升阳益胃汤

药材

黄芪 30 克、半夏 15 克、人参 15 克、甘草（炙）15 克、独活 9 克、防风 9 克、白芍 9 克、羌活 9 克、陈皮 6 克、茯苓 5 克、柴胡 5 克、泽泻 5 克、白术 5 克、黄连 1.5 克、生姜 5 片、大枣 2 颗。

做法

将所有药材研为粗末，每次服用 15 克，加生姜、大枣，加水 450 毫升，煎至 150 毫升，过滤掉药渣，早饭后温服。

现代用法可将方剂简化为羌活、黄芪、白术、干姜、独活、半夏六味。

用法

水煎服，每日 2 次。

营养解析

本方具有益气升阳、清热除湿的功效。主治脾胃气虚，湿热滞留中焦。

> **医学专家提醒**
>
> 方剂用量遵医嘱，加减不一，切忌随意服用。

湿热蕴脾证

化气汤

药材

石斛5克、大腹皮5克、香附5克、佛手5克、莱菔子5克、生白术5克、蒲公英5克。

做法

水煎温服。

营养解析

石斛能生津养胃、养肺、养脾、养肝，提高免疫力，微量元素丰富且寒凉性又小。大腹皮就是槟榔的外壳，是一味清肝胆之气的药。香附是制香附，既可以祛除脾胃的寒湿，还可以祛除经络和肺部的寒湿。佛手有滋阴、降火、化气的功效。

养胃三穴

面对腐熟能力差、寒凉的胃，如何增加胃的火力让它更好地进行消化呢？还可以借助穴位疗法。

具体操作

将两个手掌重叠，用掌心或者掌根放在中脘穴、神阙穴、足三里穴（取穴见第28页）三个穴位上，稍稍用力，顺时针按摩40~50圈，逆时针按摩40~50圈，每次按3~5分钟，以穴位感到温热、酸胀为宜。早上起床前，晚上睡觉前，处于安静状态的时候按摩比较好。

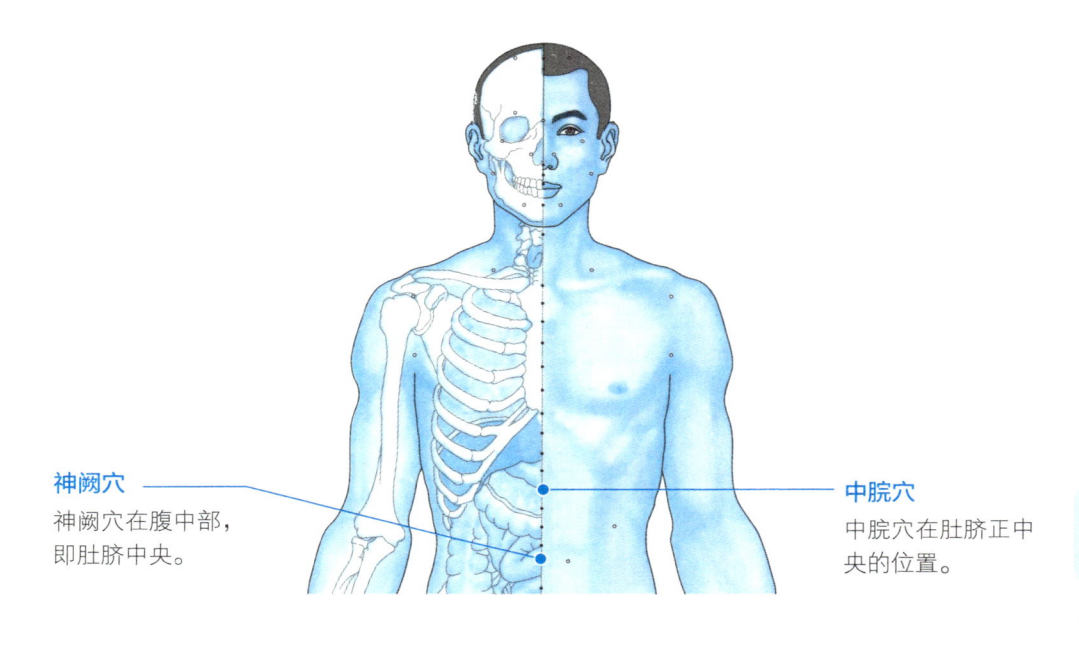

神阙穴
神阙穴在腹中部，即肚脐中央。

中脘穴
中脘穴在肚脐正中央的位置。

常喝养胃粥，补益效果好

莲子白扁豆粥

食材

莲子 50 克、白扁豆 50 克、粳米 100 克。

做法

取莲子、白扁豆、粳米洗净，冷水时放入锅中，煮至莲子和白扁豆软烂即可出锅。

营养解析

粥是最好的养胃食品，莲子、白扁豆和粳米都是健脾养胃的好食材。此粥对于脾胃寒凉、虚弱的人有很好的补益效果。需要提醒大家，白扁豆一定要煮熟再食用，否则容易拉肚子。

胃溃疡有哪些症状

一日三餐，各有不同。除去味道，胃对每日饮食也有自己的"感受"，进而做出相应的反应，比如有人在吃生冷食物后就会出现明显的胃痛，或者大便次数发生变化，由每天一次变成两次或多次，早晨起床时可能还会出现口干、口苦的情况，这些不同寻常的症状很可能预示着有胃溃疡了。

胃溃疡会发生在什么位置

胃的任何部位都有可能发生溃疡，尤其以胃的小弯侧和胃窦处最为常见。因为这两个部位的黏膜最薄，最容易受到损伤。如果患有胃溃疡，早期不重视很有可能引发胃出血、胃穿孔，严重时甚至转化成癌症。临床上，很多胃溃疡患者的症状虽然表现为胃溃疡，但其实已经发生了癌症。其中，中老年人比例较高。

胃溃疡有哪些症状表现

中医上将胃溃疡称为胃脘痛，主要是指鸠尾穴以下到下脘穴以上部位出现胃腹胀满、吐后大便不爽、苔厚腻、脉滑等症状。认为胃痛是由于胃气阻滞，胃络瘀阻，胃失所养，不通则痛导致的，这与现代医学对胃溃疡的分析大同小异。

胃溃疡最主要且常见的

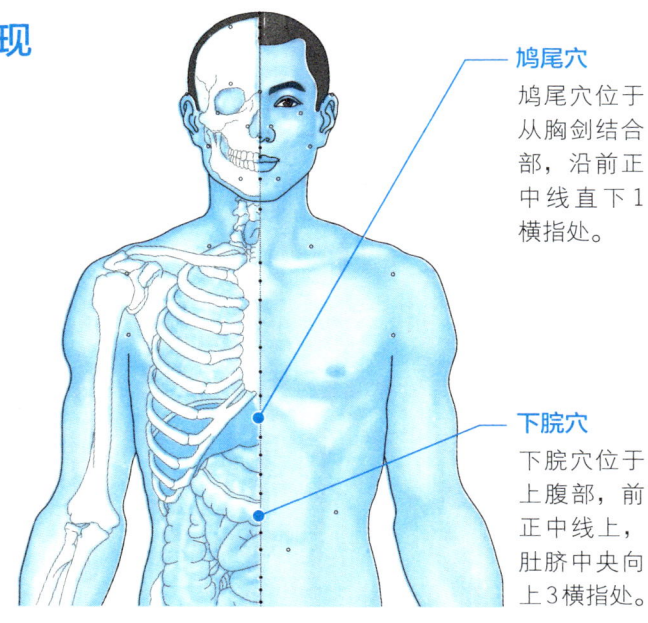

鸠尾穴
鸠尾穴位于从胸剑结合部，沿前正中线直下1横指处。

下脘穴
下脘穴位于上腹部，前正中线上，肚脐中央向上3横指处。

症状表现有上腹部明显疼痛，比如腹胀痛、刺痛、不规则疼痛等。

正常的胃有一层黏膜保护屏障，胃会分泌胃酸和胃蛋白酶。在胃黏膜保护层的保护下，胃不会被自身分泌的胃酸所侵蚀。但是在一些刺激下，保护机制遭到破坏，这时侵蚀就会发生，逐渐在表面形成溃疡。这里所说的"一些刺激"所引发的直接结果就包括胃气阻滞、胃络瘀阻、胃失所养等。

造成胃溃疡的原因

- 把胃当成大盾牌，以为它百毒不侵

各种食物都吃，吃枣不吐枣核、吃鱼不吐小刺等，这些带尖的东西进入胃中，无疑增加了划破胃黏膜的风险，一旦损伤就可能发炎，不予理会则逐步发展形成溃疡。

- 喜欢吃甜食，养成高糖胃

不少人年轻时喜欢吃甜点，上了年纪依旧很喜欢。甜的东西会刺激胃酸反应，而且还可能引发老年人高血糖。

- 养胃只喝粥

很多老年人觉得喝粥养胃就只喝粥，这种情况是危险的。如果是溃疡病发急性期可能喝几天没事，但如果长期只喝粥，身体就会缺乏营养，而且，喝粥不咀嚼，也就缺少了唾液的分泌，利于消化的唾液淀粉酶也会相应减少，反而对胃不利。所以，盲目追求养生粥绝不可取。

- 用药不当形成药罐胃

很多药物如果长期服用，可能会对胃部产生刺激，比如某些止痛药，长期服用或不规范服用会使胃黏膜失去保护，胃中的消化液会乘机侵袭胃壁，造成溃疡、糜烂甚至胃穿孔出血的情况。

容易引发胃黏膜炎症反应的药物

非类固醇类抗炎药：阿司匹林、布洛芬。

肾上腺皮质激素类药物：泼尼松、地塞米松。

以上药物如果不得不服用，也要尽量在饭后服用。这样可以避免空腹，减少药物对胃黏膜的直接刺激。无论需要长期服用哪种药物，都请遵医嘱。

对胃有好处的食物

紫甘蓝、圆白菜、海带等都是对胃有好处的蔬菜。

其中，中医认为，紫甘蓝入胃经、肠经、肝经，有健胃通络、清热散结的功效，紫甘蓝中所含的维生素U被称为"溃疡愈合因子"，可以促进胃黏膜溃疡面的愈合，同时含有的维生素K_1也能保护和修复胃黏膜。圆白菜不仅可以预防胃溃疡、保护和修复胃黏膜，还能降低胃部病变的概率。海带的营养比较丰富，含有大量的不饱和脂肪酸、维生素、微量元素和碘，比较适合消化系统不好的人群食用。

治疗胃溃疡的调治方

其实，胃溃疡本身不算太可怕，最可怕的是它所带来的并发症，可能会引发胃部出血、穿孔，甚至胃癌。为了预防胃溃疡进一步恶化，要从汤剂到饮食全面、积极地注意。

治疗胃溃疡的秘方

药材

白术30克、蒲公英30克、山药30克。

做法

水煎服。

营养解析

此方中，蒲公英能够健胃愈疡，有利胆、抗溃疡的效果，对于慢性胃炎、胃溃疡，以及幽门螺杆菌感染都有一定的疗效。

此外，中医名家主张治胃病先调肝。肝主疏泄，在中医里五行属木，脾在中医里五行属土，木克土，肝气郁滞就会侵犯到脾胃，引起脾胃方面的疾病。所以，调肝也是隔脏治疗脾胃疾病的方法之一。

柔肝汤

药材

杭白菊10克、杭白芍12克、酸枣仁20克、丹参15克、紫苏梗10克、玫瑰花3克、生甘草6克。

做法

水煎服。

营养解析

本汤适宜于肝气旺、有肝热、肝气不疏的人群使用。

除了调肝治疗脾胃，保养胃气也是必不可少的。针对口苦、心烦气躁等胃部有热象表现的患者，推荐保胃汤。柔肝汤和保胃汤交替使用，胃溃疡便会慢慢痊愈了。

保胃汤

药材

生黄芪20克、枸杞子20克、黄精12克、女贞子10克、鸡内金（炙）6克、生甘草6克、焦三仙10克。

做法

水煎服。

营养解析

本汤中，生黄芪是补气的；枸杞子能补肾润肺养阴；黄精能补肾养阴；鸡内金

（炙）和生甘草是促进消化的药材。女贞子能滋阴补肾；焦三仙能消食化滞、疏肝化滞。这几种药材结合，对有口苦、心烦等胃热症状的患者非常有效。

医学专家提醒

以上两种汤药具体的用法用量，遵医嘱加减。

从饮食上来看，胃溃疡患者在吃肉上要有选择、有讲究，鸭肉和兔肉是首选。据古书记载，鸭肉和兔肉性平，可以补气养阴，解毒凉血，而且还不易上火。此外，古籍《寿世保元》中记载："脾好音声，闻声即动而磨食。"所以，吃饭时听点舒缓的音乐不仅能够促进血液循环，还能增加胃肠蠕动和消化腺体分泌，有利于新陈代谢，是调理脾胃的好方法。

怡清茶

茶材

绿茶2克、南沙参5克、麦冬5克、菊花2克、天花粉3克、淡竹叶2克、白扁豆6克、生甘草3克。

做法

将所有的茶材一起放入碗里，用90℃左右的水直接冲泡即可。

营养解析

此茶有清热去火、健脾养胃的功效。但注意，此茶需在饭前或饭后1小时内饮用，每天2次即可。

消化不良：胃里生了"石头"

据《黄帝内经》记载，"胃主受纳腐熟"。胃是受载、盛纳食物且负责消化的重要器官。食物进入胃，经过胃的初步消化之后，下降行进到小肠，再经过小肠的分清泌浊，其浊者下移于大肠，然后变为大便排出体外。其中，从胃到小肠的过程正是现在医学所说的胃排空的过程。

在生活中，你是否出现过这样的情形：常感觉吃不下、吃不香、容易饱、胃里难受，这是怎么回事呢？这是因为胃在排空的过程中速度过慢，或者根本不动了，进而引发了消化不良。

消化不良的症状主要包括腹胀、早饱、上腹痛、嗳气等。具体来说，只吃一点饭就感觉饱了；上腹部疼、不舒服或上腹位置有明显的灼烧感。即使明确知道了消化不良会有这些表现，但依旧有相当一部分的人会选择忍耐、不就医。这是因为在大家的认知里，消化不良不是什么大病，注意饮食就能好。

事实上，消化不良并不简单，如果对它不理不睬，很可能会发展成其他更严重的疾病，比如胃溃疡、胃出血，甚至胃癌。

哪些"消化不良"尤其需要注意

从症状表现上来说，除消化不良以外，如果伴有恶心、呕吐、食欲缺乏、黑便、呕血、消瘦、吞咽困难等症状，可能就预示着胃癌已经找上门了；如果伴有高血压、贫血、骨折等症状，则可能预示着并不是简单的肠胃问题，有可能跟肾衰竭有关，一定要引起重视。

除了以上这些可能"致命"的消化不良，还有一种"奇怪"的消化不良，会让人感觉异常痛苦，但不论是做胃镜检查，还是其他生化指标，都显示正常，查不出病因。与此同时，消化不良的症状却反复出现，无法缓解。这种"奇怪"的消化不良占胃肠门诊人数的一半以上。为什么会产生这种"奇怪"的消化不良呢？归根究底，是因为胃动力差。

胃动力差就会无法完成正常的消化运动。动得太慢，常人动 3 下，胃动力差的人可能只动 1 下。有的胃虽然在努力地动，但却是乱动，没有消化效率，很长时间也无法排空。这些胃动不了或者无效运动就会使食物在胃里堆积，人就会感觉不舒服。这种消化不良的医学名词是功能性消化不良。

中医讲求辨证分型论治，认为功能性消化不良属于脘痞、胃痛、嘈杂的范畴。其病在胃，涉及肝脾，病机主要为脾胃虚弱、气机不利、胃失和降，症状有胃肠运动功能紊乱，上则胸闷哽咽，中则胃脘胀痛，下则大便秘结；胃气不降反升，则有嗳气、反酸、呕吐、胃灼热等表现。

老年人和小孩子更容易出现胃液分泌不足的情况。针对消化不良，遵循医嘱服药，找到消食能力出众的食材才是化解之法。

以下三种药材都是消化食物的高手

鸡内金——肉食中的消食高手，擅长促消化酶分泌，可用于各种食积，同时还有健脾的作用，家中应当常备。

枳壳——能够促进肠胃蠕动。

山楂——本身含有很多有机酸，能够刺激胃酸的分泌。

推荐和胃消食的药丸和代茶饮

据《衍义》记载："枳实、枳壳一物也。小即性酷而速，大则性详而缓。"枳实因为采摘时间不同，取用不同的部位会形成不同药材。四、五月份采为枳实，七月份采为枳壳，入秋后再采为青皮。均有破积消痞、推动消化的功能，只是程度稍有不同而已。

枳术丸

药材

白术粉 200 克、枳实（枳壳粉）100 克、蜂蜜 1 勺、清水适量。

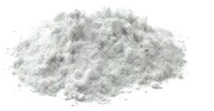

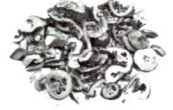

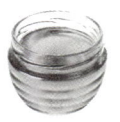

白术粉　　枳实（枳壳粉）　　蜂蜜

做法

- 取白术粉和枳实（枳壳粉），加入适量清水和蜂蜜，搅匀成团。
- 取拇指盖大小的块，揉成丸。

营养解析

此药丸能够帮助胃排空，具有增强胃通降的作用。长期腹胀功能性消化不良的人可依据自身症状，每日服用 1 到 2 颗，连续服用 1 个月，便可有所改善。

甘草栀子花茶

茶材

甘草 10 克、栀子花 2 枚。

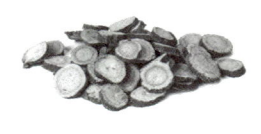

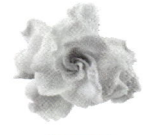

甘草　　栀子花

做法

取甘草和栀子花，用沸水冲泡 5 分钟即可饮用。

营养解析

此茶具有清热除烦、降逆和胃的功效。没有鲜栀子花的时候，也可以用干栀子花代替。栀子花可以趁其未绽开时采摘一些，阴干后密封储藏备用。

肠道功能紊乱了怎么办

人体有这样一个器官，它不喜欢氧气，没有氧气会活得很好，有了氧气反而会生病，严重的时候甚至能得癌症，这个器官就是肠道。人体的免疫70%来自于肠道，而肠道菌群的平衡与否决定着人体免疫力的强弱。

肠道里的菌群在低氧甚至无氧的环境下才能发挥更好的作用。而肠道菌群好不好，关键在于肠道环境。我们补充膳食纤维等物质，好的细菌（益生菌）才能更好地生长。如果肠道环境的基础不好，膳食纤维就会成为不好的细菌（有害菌）的粮食，肠道就会生病。其中，益生菌以双歧杆菌、屎肠球菌等为代表；有害菌以大肠杆菌、产气荚膜梭菌等为代表。

在中医古籍中，对肠道的健康功能有这样的记载，"小肠承胃之下脘，而下输膀胱，小肠热则不能泌别清浊冶。"这里的"清冶"和"浊冶"是相对的概念，"清冶"泛指经肠道消化而来的水谷精微；"浊冶"泛指食物经消化吸收后的残渣，以及肠道中各种对人体有害的物质。也就是说，在肠道吸收功能正常的情况下，是可以把"清"和"浊"分开的，即把好的、有营养的部分留下来，把有害的、无营养的部分排出去。

判断肠道是否健康的方法

判断肠道是否健康的方法是大便常规检查。

球菌和杆菌是肠道中两种常见的菌群，大便常规里的球杆比（球菌和杆菌的比例）1∶9是最佳状态，2∶8是平衡状态，3∶7是预警警报状态，4∶6则开始出现问题，是生病状态（详见下页图中圈出的部分）。

大便常规球杆比				
项目名称	结果	标记	单位	参考值
颜色	红色			
硬度	软便			
白细胞	4-6		/HP	
红细胞	80-90		/HP	
免疫法隐血	阳性	↑		阴性
化学法隐血	阳性	↑		阴性
粪便常规				
镜检				
涂片结果			球杆比约为 5：5	
涂片结果			未找见真菌	

※ 这张报告单中的患者，球杆比约为 5:5，被诊断为炎症性肠病。

这些行为会破坏肠道菌群

- 生病时滥用抗生素

科学合理地使用抗生素，对老年人尤其重要。因为老年人身体中的益生菌如双歧杆菌的数量本身就在减少，如果一生病就吃抗生素，会把仅剩的益生菌也一起消灭掉。所以，在对症的前提下做药物的敏感试验十分必要，能避免不良反应引发的严重后果。

- 偏食

如果大量摄入肉类和蛋白质，在满足自身部分营养需求外，也会滋养有害菌，为疾病埋下种子。如果长期偏素食，会对身体的免疫系统造成威胁。

- 不注意饮水健康

如果不会喝水，一样会破坏肠道的益生菌群。饮用下面这四种水时需要注意。

山泉水：真正自然的山泉水对肠道菌群有益，但缺水地区的天然水、山泉水不宜饮用。临床上曾有因此引发食管癌的实际病例。

碳酸饮料：如果胃分泌的酸较多时，可以适量饮用碳酸饮料来中和胃酸，但不建议喝含糖和添加剂的饮料。

自来水：自来水是完全符合国家标准的饮用水。

纯净水：纯净水是基本符合国家标准的饮用水。

蒸馏水：长期饮用蒸馏水会使肠道菌群紊乱。

● 没有管好人体的"门"

人体中可能影响肠道菌群健康的"门"有 3 个，其中位于小肠和结肠之间的叫回盲瓣的"门"尤为重要。这个瓣允许小肠的东西到大肠里，但不允许大肠的东西反流。肠道的菌群大部分都在大肠里，如果小肠的菌群过度增长，就会造成代谢紊乱。

益生菌是人体必不可少且具有重要生理功能的有益菌，它们数量的多和少直接影响到人体的健康与否。开始保护肠道，最好的方法就是增加肠道内的有益菌。在人体肠道内栖息着数百种细菌，其数量超过百万亿个。当益生菌占优势（占总数的 80% 以上）时，人体保持健康状态，否则处于亚健康或非健康状态。

恢复肠道健康，其中一个方法就是吃进去一些细菌，这些细菌是需氧菌，会吃掉氧气，比如屎肠球菌。另外，还可以从日常饮食中补充益生菌。

富含益生菌的食物

要想泡菜含有对身体有益的益生菌，在制作时需要注意，将盐的浓度保持在 4%～8%，发酵 10 天左右为宜。酸奶中含有多种益生菌，可以推动肠胃蠕动，促进消化。挑选酸奶时，可以适当选择含有格氏乳杆菌的酸奶。酸奶适宜餐后或随餐食用，不宜空腹喝。与泡菜、酸奶有相似之处的发酵类食物还有酱豆腐、臭豆腐和腊肉。这些食物在发酵过程中，生物细胞大量产生，让发酵食品拥有更多的有益菌。

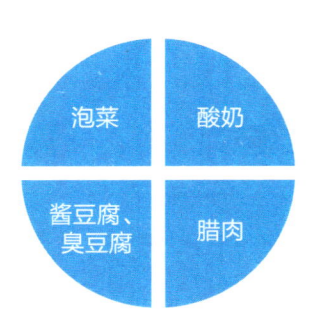

除此之外，含有低聚果糖的食物进入消化系统也可以有效促进肠道益生菌的生长，比如洋葱、洋姜、菊苣等。

萎缩性胃炎其实并不难治

在古老又坚固的建筑物墙面上，常常看见密密麻麻、繁茂有序的爬墙虎。爬墙虎的叶片能进行光合作用，同时可以有效地吸附空气中的飞尘等有害物质，净化空气。而在胃里，胃黏膜就是一层类似爬墙虎屏障作用的存在。

有这样一种疾病，它的存在是以炎症的形式对胃黏膜造成慢性损耗，这就是萎缩性胃炎。它会使胃的黏膜层变薄，逐步丧失对胃的屏障保护作用。更糟糕的是，这种中老年人常见的萎缩性胃炎也是癌变的主要判断标准之一。

萎缩性胃炎是非常重要的癌前疾病阶段，临床上十分重视对萎缩性胃炎的研究和治疗。现代中医检查手段丰富，除了传统四诊，也会参考其他诊断方法，以便更准确地发现疾病对应的证型，然后对证用药，比如镜诊。而且实际临床证明，中医对胃癌前阶段的治疗疗效更为显著。

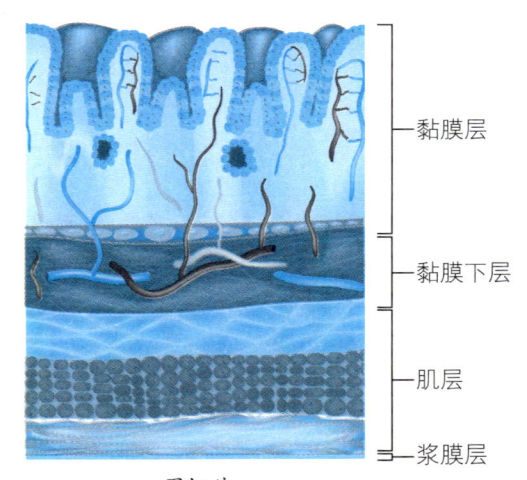

胃切片

非萎缩性胃炎（脾胃实热）和萎缩性胃炎

非萎缩性胃炎（脾胃实热）	萎缩性胃炎
炎症是最早的表现。还会出现很多脾胃实热的症状，比如脘腹胀满、肢体困倦、小便短赤、大便溏泄不爽、纳少厌食、恶心呕吐、面目肌肤发黄、肌肤发痒、身热起伏、汗出不解、舌红苔黄腻等	分型不同表现不同。常见情志不舒、脘腹胀满、疼痛不适、嗳气、心烦少寐、舌质暗有瘀点、大便不畅或时有干结、面色无华、唇色淡白、食欲不振、易感冒、常自汗出、气短乏力、舌质淡红、舌苔厚腻、脉弦滑等

（续上表）

非萎缩性胃炎（脾胃实热）	萎缩性胃炎
治疗原则：清热、调中	治疗原则：温补 + 现代针灸
治疗方：左金丸、乌贝散等	治疗方：电热针 + 养胃组合穴

用中医方法预防炎癌转化

虽然萎缩性胃炎在中老年人群中很常见，且有很高的癌变风险，但是我们可以利用中医方式来进行阻断和逆转疾病。

针对非萎缩性胃炎，中医推荐有退实热功效的方剂

清胃煎

药材

白茅根3克、百药煎3克、陈皮3克、蒲公英（鲜品6克或干品3克）。

做法

煎制服用。

营养解析

此方有清热解毒、化痰消毒、利尿通淋的功效。

医学专家提醒

具体用法用量，需遵医嘱。

针对萎缩性胃炎，中医推荐电热针

中医认为，萎缩性胃炎是脾胃虚弱证，可以通过扶正祛邪的治疗方法解决，这就需要温热刺激。中医里，温补手法的病种很多，比如（虚寒）多用针灸传统手法中的"烧山火"。同时，受到传统针灸火针治疗的启发，现代中医技术实现了火针可控，这就是"电热针"新型疗法。简单来说，就是选择特定穴位刺激，以特制电热针具，利用

可调的稳压电源使针具产生热量，调节控制针体温度，从而达到治疗目的。

当扎上针后，身体有了感觉，也就是中医所说的"得气"。然后，气通过经络推送运转于全身，而这个过程是需要时间的。经过临床实验数据证明，与传统针灸留针15分钟的时长相比，电热针留针时间较长，需要30分钟。

注意：把电热针扎上后，因为要一个穴位一个穴位地送电，而且每个人使用针体的温度不同，所以要对患者了如指掌，及时调节，才能达到最好的效果，这对施针者的专业性和耐心都有很高的要求。

对萎缩性胃炎有良好治疗效果的养胃组穴

有良好治疗效果的养胃组穴分别是任脉上的中脘穴（取穴见第89页）、建里穴和足阳明胃经上的天枢穴、梁门穴。中脘穴、建里穴的组合，可以促进胃局部的血液循环，改善胃胀、胃痛、胃寒等症状。天枢穴、梁门穴的组合，可以解决便秘、腹泻等胃肠问题。这4个养胃穴，再搭配足三里穴（取穴见第28页），通过电热针的方法就可以治疗多种胃部疾病，对萎缩性胃炎有显著疗效。此外，除萎缩性胃炎外，肠上皮化生也需要格外警惕，如果到了异型增生的这一步，逆转的可能性就非常小。所以，在非萎缩性胃炎或者萎缩性胃炎的初期积极进行对症干预治疗尤为重要。

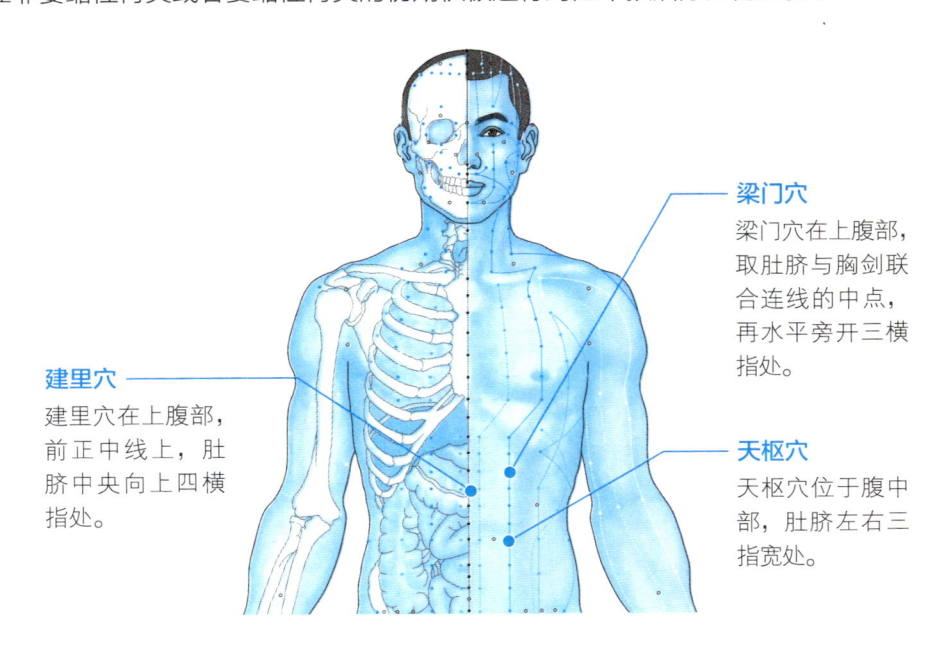

梁门穴
梁门穴在上腹部，取肚脐与胸剑联合连线的中点，再水平旁开三横指处。

建里穴
建里穴在上腹部，前正中线上，肚脐中央向上四横指处。

天枢穴
天枢穴位于腹中部，肚脐左右三指宽处。

哪种胃病最容易癌变

俗话说"十人九胃病"。可见,胃病太常见了,而且类型也很多。事实上,从老胃病到骇人的胃癌,发展速度远比想象的要快很多。最新数据显示,我国每年因胃癌死亡的人数约40万,位居全球首位。

生活中常见的老胃病、胃溃疡、胃息肉、萎缩性胃炎等都可以称为癌前疾病。而治疗和逆转它们的关键,和中医经典《黄帝内经》中的"络"字密切相关。

据《黄帝内经·灵枢》中所述:"经脉十二者,伏行于分肉之间……诸脉之浮而常见者,皆络脉也。""经脉为里,支而横者为络,络之别者为孙。"说的是,经络分为经脉和络脉。经脉较为粗大,于人体中是纵向运行的;络脉较为细小,于人体中是横向运行的。这里所提及的"孙"指的是"孙络",就是比一般络脉更为细小的络。

胃的癌前疾病适合络脉理论

《黄帝内经》如何运用络病理论帮助患者养护脾胃,远离癌症的呢?

胃溃疡、胃息肉和萎缩性胃炎都属于癌前疾病,如果不重视,都有可能演变为胃癌。而内经中最早提出的络脉理论,经过历代医家的丰富和完善,发展到近代的络病论已经较为成熟地解释了胃部癌前疾病的特点和规律。

络病论认为,络病具有"易滞易瘀""易入难出""易积成形"的特点。也就是说,病邪进入络脉后,进来容易出去却很难,而且,

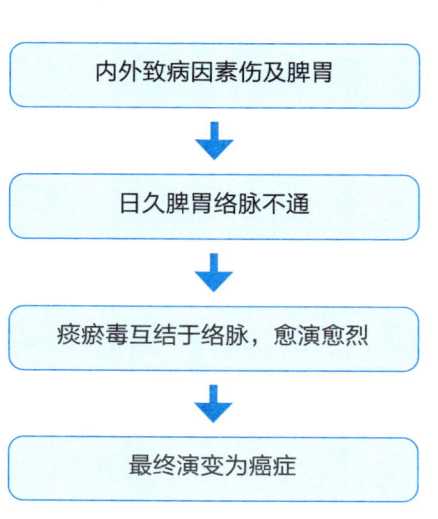

内外致病因素伤及脾胃
↓
日久脾胃络脉不通
↓
痰瘀毒互结于络脉,愈演愈烈
↓
最终演变为癌症

胃络不通化为癌的演变

进来的病邪容易堆积成瘀，成结块，进而成为癌。堆积成血瘀痰湿的部分还容易引起局部的供血不足。这一点，结合胃镜检查不难发现，在有问题的胃黏膜报告中，胃黏膜的颜色是灰白色的，而健康的胃黏膜是橘红色的。

胃黏膜是胃部的第一道防线，保护好胃黏膜是控制和治愈胃部疾病的关键。西药修复胃黏膜起效较快，可以迅速缓解症状，但对于长期慢性的损伤，中药修复胃黏膜的效果更好。中药修复胃黏膜，可用白及和黄芪各30克一起煎煮40分钟后饮用。

适合在家食用的养胃药膳

祛邪通络粥

食材

白萝卜250克、粳米100克、鲜姜3块、焦六曲9克。

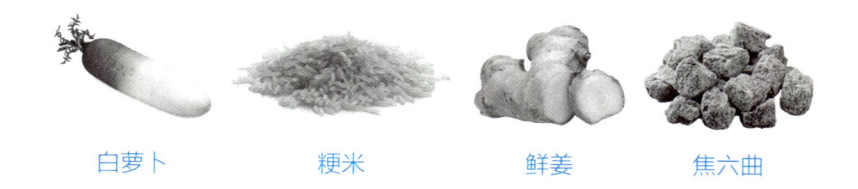

白萝卜　　粳米　　鲜姜　　焦六曲

做法

煮粥食用。

营养解析

此粥适合肝气犯胃的情况，有打嗝、胀气、便秘症状的胃病患者更适合食用。

食积粥

食材

粳米100克、神曲15克、山楂2颗、白糖1块、谷芽适量。

| 粳米 | 神曲 | 山楂 | 白糖 | 谷芽 |

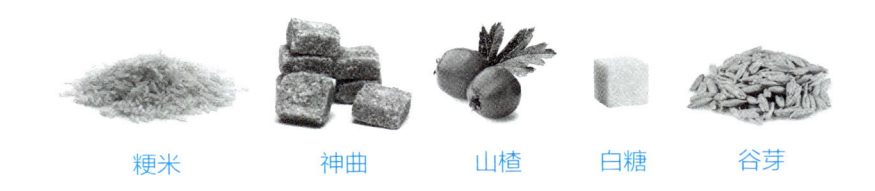

做法

同煮为粥，早晚服用。

营养解析

此粥对痞满、胀满、胃不消化的患者适用。

注意：白糖不要多放，容易反酸。

祛邪养络汤

食材

胡萝卜100克、山药100克、莲子20克、焦神曲6克、焦山楂6克、陈皮6克、红糖2小块。

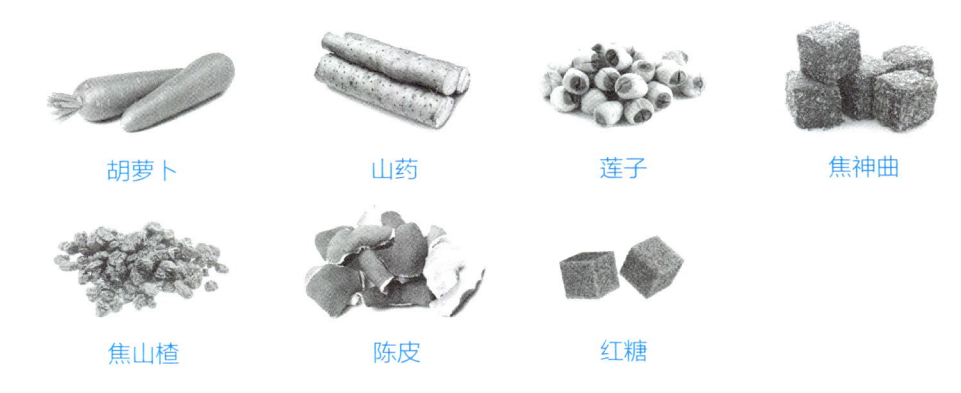

| 胡萝卜 | 山药 | 莲子 | 焦神曲 |

| 焦山楂 | 陈皮 | 红糖 |

做法

同煮为粥，早晚服用。

营养解析

此汤中，胡萝卜营养丰富且能消食导积；山药能健脾；莲子能健脾同时收敛；陈皮能理气；红糖能补血。

蛋塌豆腐

食材

鸡蛋2个、北豆腐200克、葱花5克、料酒1勺、酱油1勺、水淀粉适量、食盐适量、食用油少许。

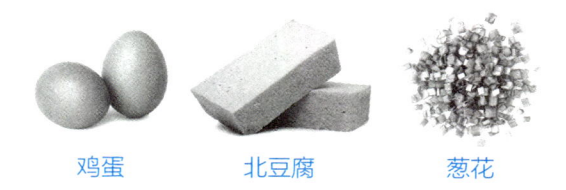

鸡蛋　　　北豆腐　　　葱花

做法

- 北豆腐焯水后切块，撒少许食盐入底味。
- 起锅，凉油下入蛋液，在蛋液未定型前放入北豆腐块。
- 将蛋液包裹北豆腐块煎制成熟后出锅。
- 加少许蛋液、葱花、料酒、酱油煸香，再加入水淀粉收汁，浇在北豆腐块上即可。

营养解析

淀粉勾芡是保护胃黏膜的一种方法。除了淀粉，还有富含卵磷脂和蛋白质的鸡蛋、北豆腐，也是保护胃黏膜不可缺少的物质。

中老年人胃肠养生生活方

- 过有规律的生活，避免暴饮暴食、饥一顿饱一顿、寒热不分。
- 每天有事情做，让生活充实起来，无所事事会引发忧郁情绪，部分难以治愈的脾胃病多和焦虑、多思有关。
- 不随便吃保健品，确保每年体检一次。

食管癌的发生和血瘀有关

食管是食物首先要通过的重要器官，食管如果生病，会使整个胃肠道不舒服，引发多种胃肠疾病，就像是推多米诺骨牌一样，一发不可收拾，最严重的结果是引发食管癌。据统计，我国的食管癌患者占全球患者数量的一半之多，发病率在癌症中排在第5~6位，死亡率高居第4位。

食管癌肿瘤若向内生长会影响进食，使进食量短期内迅速下降；向外生长则会引起致命的大出血，可能入侵呼吸道引发呼吸困难的情况。食管癌肿瘤生长迅速，仅1~2厘米的大小就可能会引发严重后果。食管癌肿瘤向内生长的患者，会表现出进行性吞咽困难，早期多在偶尔吃饼干等食物时发生，短时间内就可能迅速发展为一滴水都喝不下的情况。

为什么食管癌常常一发现就到了中晚期

第一个原因：症状容易跟其他疾病混淆。

中老年人经常会有食管炎、胃食管反流、咽炎、食管息肉等情况，这些疾病的症状与食管癌的症状十分相似，很多时候会被大家忽略。

当具备逐渐加重的吞咽哽噎感、异物感、胸骨后不适感、胸骨后疼痛这四种感觉之一时，请慎重考虑食管癌的可能性。

第二个原因：常规体检可能查不出来。

我们的食管像猴皮筋一样非常有弹性，食管在不进食的时候呈关闭的状态，只有在有食物经过的时候才会被撑大。而且食管癌刚开始生长的时候，是从黏膜底层开始的，星星点点，不容易被发现。再加上食管前面有很多的脏器挡着，就更增加了食管癌的隐匿性。

第三个原因：不知道自己是高危人群。

如果有胃食管反流的情况、有家族史，并且年龄比较大，就一定要高度警惕。如果有爱吃辣、喜欢吃烫食、爱喝酒、吸烟、爱吃咸等情况，也要警惕食管癌的发生。

食管癌的高危人群

- 居住地在我国的山东、河北、河南、山西等省，以及川北、苏北、岭南等地区的人群相对高发。
- 长期酗酒的人群。
- 直系亲属患食管癌的人群。
- 懒得吃、懒得动、口腔健康不注意、人乳头状瘤病毒感染的人群。

怎样识别出食管癌的发生信号

中医学者经过 40 多年的探索，结合中医舌诊理论总结了一套癌症和舌象的关系，有利于在早期发现食管癌。

其实，在癌症发生之前，身体就已经出现了问题，而舌象最能直接反映身体的变化。不同癌症出现的高危舌象不尽相同。中医认为，食管癌的发生和血瘀有关，所以会出现瘀舌。

如果在舌中间部位出现瘀暗的特征，则提示患有上消化道疾病的可能性较大，建议去医院做进一步检查，在排除了其他疾病后，应高度警惕食管癌的可能。所以中医认为，采用活血化瘀的方法可以一定程度上防治食管癌。

温通穴位贴敷法，防治食管癌

药材

当归 3 克，红花 5 克，川芎 3 克，桃仁 3 克，三七 3 克。

制法

以上药物研成极细粉末，用黄酒调成膏状。

贴敷穴位

膻中穴、膈俞穴。

用法

每周贴敷5天后，休息2天，以3周为一个疗程。

功效

这个穴位敷贴，是中日友好医院的院内制剂专属方，取材方便，制作简单，有温通血脉、活血化瘀的功效。需要注意的是，在贴敷过程中如果出现了皮肤瘙痒、红斑的情况，应暂停用药。

预防食管癌的生活小贴士

- 尽量少吃烧烤

烧烤是通过烟熏、高温烤制而成，不管是何种食材，这些食物上都放了调料，且烤到一定程度时都会有焦的部分。这些烤焦的食物中就含有苯并芘，而苯并芘属于一种强效致癌物。

- 避免过烫饮食

食物的温度不宜太高，过烫的食物不仅会灼伤食管，还会灼伤口腔黏膜，也是诱发肿瘤的一个重要因素。

- 不过量饮酒

小酌怡情，多饮伤身。喝酒会使胃酸分泌过多，损伤食管黏膜，引起出血或者炎症，经常性炎症刺激是致癌的高发因素之一。

幽门螺杆菌最怕什么

胃里有一种十分活跃的微生物存在，它有着螺旋形的外形，讨厌氧气，对自己的生活环境要求十分苛刻，同时它还是胃癌的"前锋"，这就是幽门螺杆菌。这个名字耳熟能详，因为它的存在感很高，每2个人中间，可能就有1个人有，感染率高达50%。

一个健康的胃是如何演变成胃癌的

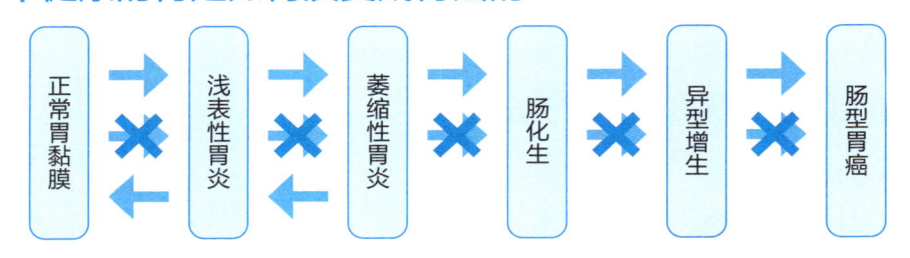

正常胃黏膜 → 浅表性胃炎 → 萎缩性胃炎 → 肠化生 → 异型增生 → 肠型胃癌

从正常胃黏膜到肠型胃癌，整个过程中都可能会有幽门螺杆菌的存在。

中医认为，幽门螺杆菌感染主要由人体正气不足、不能抗邪外出所致，一般多属于湿热。所以，幽门螺杆菌会损伤脾胃，从而影响人体的正气，使得免疫力下降，内分泌代谢出现问题，进而产生各类严重疾病。在防治幽门螺杆菌时，要选择能祛湿清热、健脾和胃的方法来扶正祛邪。

脾胃湿热和幽门螺杆菌关系密切，有脾胃湿热的人群基本都有幽门螺杆菌感染，因此通过判断自身是否有明显的脾胃湿热症状，就能帮助我们尽早发现幽门螺杆菌隐患。

早查幽门杆菌，防止胃病恶化

脾胃湿热的相关症状：以舌苔黄腻为最主要症状。

消灭幽门螺杆菌的意义是巨大的。在早期，比如在浅表性胃炎和萎缩性胃炎阶段就发现幽门螺杆菌，不仅能够阻断疾病，还能够逆转疾病，坚持治疗和康复，依旧有希望让胃恢复到正常的状态。当然，阻断是逆转的前提，如果发现问题的时候，病情已经发展到肠化生或之后更严重的阶段了，那就只能做到阻断，无法逆转了。所以，对于胃癌关键在于"早发现"。

消杀幽门螺杆菌，无症状也要警惕

我国是胃癌高发的国家，消杀幽门螺杆菌的最大意义在于预防胃癌的发生。胃癌一旦发生，不管是做根治性手术还是姑息性手术，预后都会比较差，但及早地根除幽门螺杆菌，却是最直接、最有效、最可行的方法。而且，临床上胃癌早期的症状就是没症状，所以没症状不代表没事，一经发现就要及时消杀。

检验幽门螺杆菌的简单方法

- 尿素呼气试验。
- 粪便抗原型检测。
- 血清型检测。

这些检查都是无创检查，不用做胃镜。其中，最方便、最经济实用的方法就是尿素呼气试验。

幽门螺杆菌的传播途径

从传播源来说，被检测出幽门螺杆菌阳性的人就是传播源。因为幽门螺杆菌的传播方式是口口传播，必须经过嘴，所以从可能性上说，所有人都有被传染的可能。因此，建议生活中养成分餐、使用公筷的好习惯。

如何根除幽门螺杆菌

西医主要是口服抗生素治疗，多采用四联疗法进行治疗。中医对于幽门螺杆菌感染也有很好的治疗效果，讲求通过辨证论治从根本上进行调理，选择恰当的中药进行治疗。中医主张口服清热燥湿的中药进行治疗，临床上常用清中汤、茵陈蒿汤加减进行治疗，具体药材用法用量，遵医嘱。

除了用药根除，针对湿热人群预防幽门螺杆菌，推荐两个药食同源为主的经验方。

扶正祛邪防幽汤

药材

黄芪5克、陈皮3克、茯苓3克、蒲公英3克、砂仁1克、薏苡仁5克、金银花3克、百药煎3克。

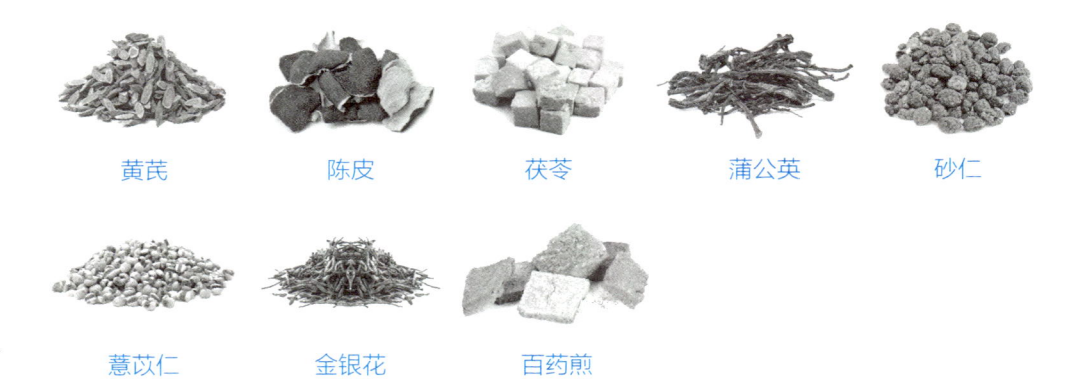

黄芪　陈皮　茯苓　蒲公英　砂仁

薏苡仁　金银花　百药煎

做法

将所有药材一同下锅加水煎煮，水开后改小火煎15分钟即可取出饮用。

营养解析

此汤能预防幽门螺杆菌。

医学专家提醒

腹泻者可减少百药煎、金银花和蒲公英的用量，上火者减少黄芪用量即可。特别强调，此方法只是起到保健预防的作用，不能代替西药消灭幽门螺杆菌。若检查有幽门螺杆菌感染，须遵医嘱用药。

稻香养胃茶

茶材

大米 150 克、山楂片干 10~15 片。

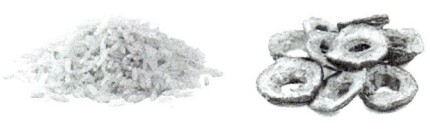

大米　　山楂片

做法

- 小火，干焙大米至焦黄色。
- 取适量山楂片干和炒好的大米放在一起，倒入开水冲泡即可饮用。

营养解析

此茶方中，大米入脾、胃、肺三经，具有健脾养胃的功效。山楂含有的各种有机酸可增加胃酸浓度，提高胃蛋白酶的活性，促进胃液分泌，助消身体中的脂肪，消食导滞，对胃肠功能也有一定调节效果。二者相搭，可以理气消食，调节免疫力。

增加胃癌风险的不良生活习惯

抽烟喝酒　　肥胖　　多食肥腻甘味

医学专家提醒

对胃有好处的生活习惯有多频喝水（频率高，不要等口渴再喝）、适当运动、戒烟戒酒、多吃蔬菜、少吃肉等。

调理脾胃的宫廷良方

现代人和古代宫廷里的人都会出现各种脾胃问题，所以古代宫廷养生方具备一定的借鉴价值。那么，古代御医是如何为皇室成员调理脾胃的？

著名医家李东垣曾在其著作《脾胃论》中说："内伤脾胃，百病由生。"中医认为，脾为后天之本，是气血生化之源，想要长寿，首先就要学会养脾胃。可是现代人压力大，生活节奏快，饮食起居不规律，脾胃出现问题的情况很常见，其中以功能性消化不良最为普遍。

现代人和古代宫廷里的人都存在的健康隐患

一是吃得过好。吃得太好，肥甘厚腻较多，就很容易伤脾胃。

二是动得太少。运动少会影响脾胃运化，进而为引发胃肠道方面的疾病埋下隐患。

若脾胃虚弱，运化失常，精微物质生化无源，则会出现神疲乏力、气短头晕等症状；若脾胃运化失司，体内的水液不能正常代谢，停聚而生湿、生痰，则会出现腹胀、腹泻、水肿、咳嗽等。由此可见，想要调理好脾胃，首先要调整生活方式。古代御医在帮助皇室成员调理脾胃的时候，也注意到了这一点。

在与故宫相关的生活史料记载中不难发现，慈禧太后很注重养生，但她的脾胃并不好，因为情绪会影响脾胃的运化，而慈禧太后是一个性格多变的人，情绪不稳定更易伤脾胃，所以她身上有脾胃不和、肝郁不舒的情况。因此御医在安排饮食中，就有针对性地增加了不少养护脾胃的菜肴和茶方。

代茶饮起于唐代，兴盛于宋代，成熟完善于清代。清宫代茶饮是当时乃至如今都备受推崇的一种养生方式。清宫代茶饮仅按功能分类就有十大门类之多。通过数据统计，医学专家从清宫代茶饮的配方中，挑选出四味药食同源且出现率极高的药物。

这四味药分别是：陈皮、焦山楂、焦神曲、焦麦芽。这四味药也是现代医学专家的常用药。其中，陈皮的表现尤为突出，具有理气健脾、燥湿化痰的功效，所以很多调理脾胃的经典方中都有它的身影。

俗语讲"一两陈皮一两金，百年陈皮赛黄金"，依据年限不同，入药陈皮以六年陈、十年陈和三十年陈较为多见。如今，在故宫里还存有百年陈皮，非常珍贵。

宫廷常用的脾胃养生代茶饮

加味三仙饮

茶材

焦三仙（指焦麦芽、焦山楂、焦神曲）各7.5克、枳壳（炒焦）7.5克、广陈皮5克、酒黄连（研）4克、生地黄15克、甘菊15克、鲜芦根（切碎）2枝、竹叶4克。

做法

将以上所有药材煎制服用。

营养解析

此代茶饮有消食健胃、清热生津的功效。现代人调理脾胃也可以用焦三仙再加上陈皮进行搭配，能消食导滞、健脾胃运化。如果自身的胀气不严重，只是单纯有些食积，可以在此基础上加一味甘草。因为甘草性质甘缓，口感淡甜，有健脾益气的功效。山楂具有活血化瘀的功效，孕妇不宜饮用。麦芽会影响乳汁分泌，所以哺乳期女性不宜饮用此茶。

医学专家提醒

以上为基本方，可依据症状表现加减调节。此方也曾根据慈禧的身体状态调整出过七个方。

夏季是脾胃疾病高发的季节。夏季暑气夹杂湿气，嘴淡无味，再加上贪凉饮冷等行为，最容易伤脾胃。《黄帝内经》主张"阳化气，阴成形"，补火生土法，就适用于普通人夏季养脾胃。药食两用的干姜是一味补火生土的良药，可以增强胃动力，调理功能性消化不良。

补火生土养胃茶

茶材

党参12克、炒白术12克、干姜3克、薏苡仁15克、藿苏梗12克、甘草6克。

做法

所有茶材煮水饮。

营养解析

此茶具有促消化、化湿醒脾开胃的功效。其中，藿苏梗既可以理气，又能化湿；干姜可温脾暖胃。

医学专家提醒

舌质红、口干、大便干燥秘结者不宜喝此茶。同时姜久服伤阴，有阴虚症状的人群要谨慎食姜。

第五章

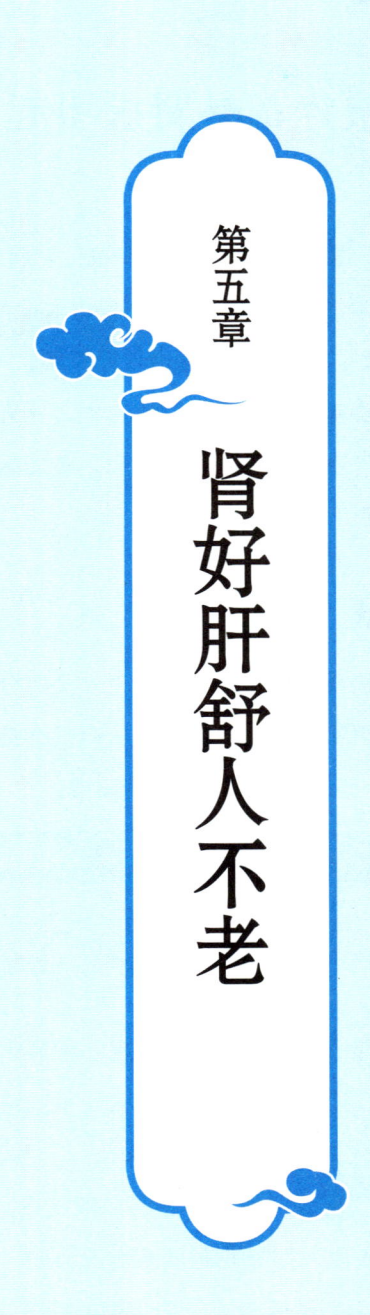

肾好肝舒人不老

不是所有腰疼都是肾虚引起的

《黄帝内经·素问》中指出:"腰者,肾之府,转摇不能,肾将惫矣。"这里的"肾之府"指的就是肾的居处,具体指腰部。说到肾的重要性,古人把肾称为"先天之本",对这一脏器极为珍重,认为补肾就是补根,保护好肾才能长寿。

人老腰先老,年纪渐长,腰疼频显。一说起腰疼,大多认为是肾虚,事实上,腰疼不都是肾虚的表现,还有相当一部分是顽固性腰病。腰病之所以难治,是因为没有找对病位,没有进行针对性的治疗。

不同的肾虚有不同的症状

肾精是人体生命活动的重要物质基础,而肾中精气,又可分为肾阴和肾阳,它们都是以肾精为物质基础的。肾阴和肾阳相互制约和依存,维持着人体动态的生理平衡。如果哪一方出现不足,就可能表现出肾阴虚或肾阳虚。

肾阴虚症状	肾阳虚症状
腰膝酸软、四肢乏力、五心烦热 皮肤干燥、潮热盗汗、口干夜甚	腰膝酸软、四肢乏力、全身畏寒 下肢水肿、四肢冰凉、眼帘虚浮

肾阴虚、肾阳虚都会发展成肾精亏损,尤其是出现几种肾虚症状夹杂的情况就更要注意了。这时往往无法再通过症状来判断证型,需要审因论治,找到源头,对症治疗。

中医典籍《黄帝内经》中有"五体辨病"的思路,即从皮、肉、筋、骨、脉5个层次来辨别腰病的病位。一般来说,如果有明显麻木发凉的,说明病位在皮;有明显疼痛的,说明病位在脉;有明显活动受限的,说明病位在筋;有明显腰椎歪斜的,说明病位在骨;有明显肌肉无力甚至萎缩的,说明病位在肉。只有辨明自己的腰病究竟属于哪个层次,治疗起来才会更有针对性和效率。

找到顽固腰疼的真正病因

病位	病因病机	治法	处方
经脉	寒湿太过痹阻经脉	除湿散寒疏通经脉	防己、川椒目、葶苈子、大黄、鸡血藤、苏木
筋骨	肝肾不足损伤筋骨	补肝肾强筋骨	烫狗脊、白芍、生杜仲、当归、川芎、醋延胡索、三七、川牛膝、威灵仙、酒大黄
肉	脾虚湿困肉失所养	健脾化湿清热	备化汤加减木瓜、黑顺片、生地黄、淡竹叶、覆盆子、川牛膝、茯苓、生姜、生甘草、连翘

医学专家提醒

表中的处方需要依自身体质和病情酌情增减，具体用法用量需严格遵医嘱。

学会在家预防和调理腰肾

热敷

通则不痛，若能让经脉得到热的温煦就会通畅。临床实验表明，人体在吸收水的热能时效果最佳，因此可以在家中备一个热水袋，哪里痛就敷哪里，水温保持在40~50℃，一天敷一次，一次20分钟左右即可。

穴位疗法

以下5个穴位是调理肾腰、固护五体、远离老腰病的好帮手，组合起来具有疏通经脉、养筋强骨、增肉的功效。

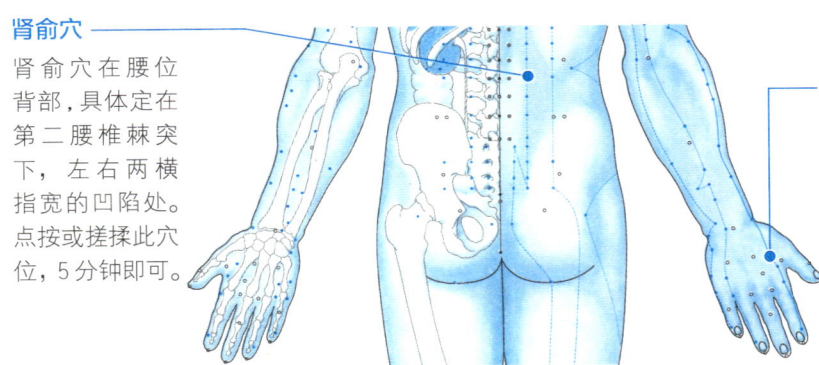

肾俞穴

肾俞穴在腰位背部，具体定在第二腰椎棘突下，左右两横指宽的凹陷处。点按或搓揉此穴位，5分钟即可。

合谷穴

合谷穴在手背，第一、二掌骨间，当第二掌骨桡侧的中点处。此穴位需要较为用力地按压才会有反应。

养生堂给你的中医养生妙招

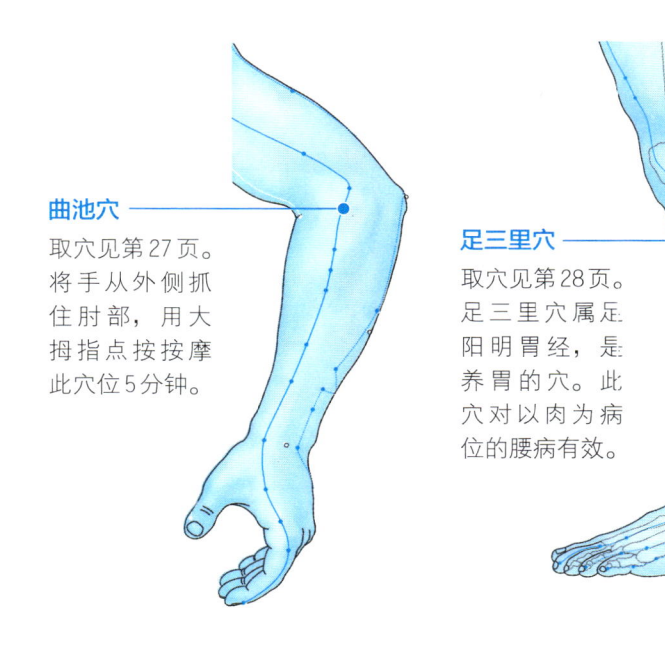

曲池穴

取穴见第27页。将手从外侧抓住肘部，用大拇指点按按摩此穴位5分钟。

足三里穴

取穴见第28页。足三里穴属足阳明胃经，是养胃的穴。此穴对以肉为病位的腰病有效。

阳陵泉穴

阳陵泉穴在小腿外侧，当腓骨头前下方凹陷处。经脉气血涌出之处称为"泉"。这个穴位是全身筋脉的会穴，也是合穴，对柔筋养筋效果显著。所以，当膝关节或者腰椎的活动受限时，可以自行按揉阳陵泉穴，每次5分钟。

食疗也能养腰肾

固肾山药粥

食材

山药50克、芡实10克、粳米30克。

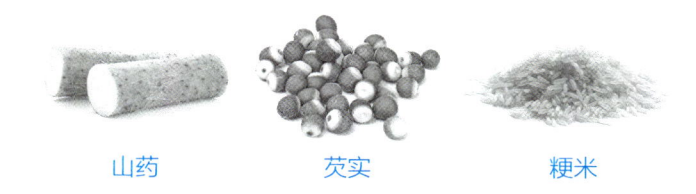

山药　　芡实　　粳米

做法

- 将山药洗净，去毛须但不要去皮，切成小段；芡实、粳米提前浸泡一夜。
- 将山药和泡好的芡实、粳米一同入锅，加水开大火煮沸。
- 改小火，煮20分钟即可出锅。

营养解析

此粥具有补肾养阴、固肾涩精的功效，适合肾气亏虚的中老年人服用。

炒黑豆

食材

黑豆 100 克、食盐 20 克。

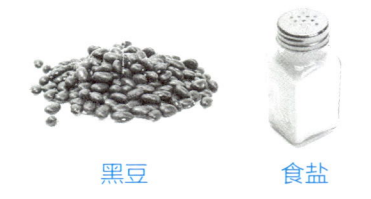

黑豆　　食盐

做法

- 取黑豆加水浸泡一晚，沥干。
- 黑豆入锅，翻炒至水分蒸发，再放入食盐翻炒，黑豆和食盐的比例为 5∶1。
- 用小火持续翻炒，当黑豆表面裂开后，再翻炒 2 分钟即可出锅。

营养解析

此菜具有补肾强身、解毒润肤的功效。建议每天食用 20 颗左右黑豆为宜，有肝肾同补、精血互化的功效，对肾虚有较好的改善作用。

医学专家提醒

如果是有慢性肾病的人，应避免食用加重肾脏负担的食材，比如精肉每天最多吃 100 克；禁食蘑菇、木耳；少吃豆腐、豆浆等。日常生活中，要减少食盐的摄入，也要少喝白开水。喝水也有讲究，不可大口豪饮，要一小口一小口地适量饮水。

得了脂肪肝，饮食要清脂

脂肪肝在我国普遍存在且发病率逐年上升，而且，正在向年轻人蔓延。生活中，很多人已经是脂肪肝了但不自知，即使体检知道了也不往心里去，依然保持原来的生活方式。时间久后，脂肪肝变身成为可怕的癌症，这才后悔不已。

中医认为，脂肪肝属于"肝痞（癖）"的范畴。同时中医认为它的发生多与痰、湿、瘀有关。简单来说，就是外来的攻击让肝防卫过度，累病了，导致出现一系列的问题。现代医学认为，肝脏是脂肪代谢的重要器官，有合成、利用和转运脂肪的功能。当脂肪来源过多，合成增加、释放减少时就得了脂肪肝。

脂肪肝具体发生的位置

脂肪肝是指在肝细胞内有脂肪，而不是肝脏外包裹一层脂肪。

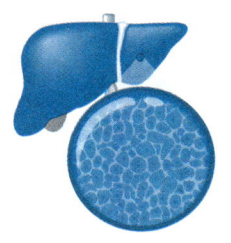

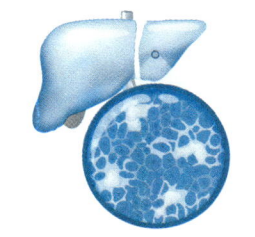

正常的肝细胞状态　　　　充斥了许多脂肪的脂肪肝状态

脂肪肝对健康会造成威胁

- 形成肝硬化

如果脂肪长期在肝内过度蓄积，导致肝脏血液和氧的供应及机体代谢受到影响，长此以往，就会造成肝细胞的再生障碍和肿胀、变形坏死，进而形成肝硬化。而肝硬化任其继续发展，将预示着并发症的出现甚至危及生命。

- 降低人体的免疫机能

肝脏在人体内发挥着分解、解毒、代谢的功能，能够吞噬、代谢和消除进入人体内的各种病原体，而脂肪肝会使肝细胞发生脂肪变性或坏死，导致肝脏的免疫系统功能下降，进而使人体抵御疾病的能力下降。

哪些症状说明有了脂肪肝

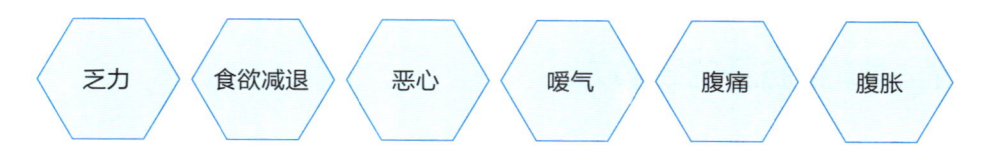

乏力　食欲减退　恶心　嗳气　腹痛　腹胀

脂肪肝患者最常见的症状是乏力、腹胀等，部分患者可能右上腹出现疼痛不适，在食后或运动时更加明显，还可能伴随食欲减退、恶心、嗳气等。部分患者的皮肤还会出现蜘蛛痣和肝掌。

医学专家提醒

蜘蛛痣并非脂肪肝所特有的体征，其他肝病中也可以见到。

中医舌象是诊断脂肪肝的重要方法

观舌，呈紫色，或舌的局部见到青紫色斑块或瘀点、舌体胖，多见于脂肪肝、肝硬化。如果舌象有了这些症状，同时身体迅速发福，应考虑去医院化验一下肝功能、血脂。

中医把人体看成一个整体，认为脂肪肝不仅仅是肝的问题，与脾也有着密切的关系。"见肝之病，知肝传脾"说的就是这个意思。中医治疗讲求整体观和未病观，治肝防变也是脂肪肝防治的指导原则。

只有重度脂肪肝才有转变为肝癌的风险吗

临床数据显示，肝癌患者中既有重度脂肪肝，也有轻度脂肪肝。由此可见，脂肪肝的轻、中、重只是一个检查结果，只能作为评估病情的参考，而不能代表肝脏的实际损伤程度。所以，不管检查出了何种程度的脂肪肝，都应进一步结合抽血中的肝功能检查，还要根据医生指导其他相关检查，才能最终确定肝癌风险。

那么，我们应该如何应对脂肪肝呢？

中医认为，脂肪肝的成因主要是过食肥甘厚味、生冷、饥饱失常或感受湿热疫毒等损伤脾胃所致，因脾虚无以升清降浊，湿浊内生，聚而为患，影响肝气条达，造成肝气郁结；水湿日久凝聚成痰，痰阻经络，气机不通，血行不利，痰瘀互结而致发病。因此，脂肪肝的致病因素主要是湿、痰、郁、瘀，治疗上应以化痰、理气、化瘀为主。

推荐预防脂肪肝的经典方

二陈汤

药材

半夏15克、橘红15克、茯苓9克、甘草4.5克、生姜7片、乌梅1个。

做法

- 先将半夏汤洗7次，然后将半夏、橘红、茯苓、甘草碾为粗末。
- 每服12克，用水150毫升，最后加入生姜、乌梅煎至90毫升，去渣热服即可。

营养解析

此方具有调节血脂、改善肝功能，以及抗氧化的作用。全方以半夏为君，辛温性燥，善燥湿化痰，且又降逆和胃。以橘红为臣，理气燥湿祛痰，燥湿以助半夏化痰之力，理气可使气顺痰消。痰由湿生，湿自脾来，故佐以茯苓健脾渗湿，湿去脾自旺，痰无由生。以甘草为使药，调和药性兼补肺和中。全方合为祛湿痰之主方，同时也是治痰的基础方。

医学专家提醒

经典方的具体用法用量要遵医嘱，依据病情状况调整加减，切忌自行配制。

预防酒精肝该怎么做

生活中，非必要不饮酒，上了年纪的人更应如此。如果无法改变自身饮酒的习惯，那么可以控制自身饮酒量，并且关注饮酒后的身体反应。

在喝过酒之后，如果出现脸红、头晕、腹部和肝区胀痛的情况，说明喝酒的行为已经对肝脏造成了损伤，很可能会引发酒精肝（酒精性肝炎），甚至导致肝癌。

湿热是酒精肝的关键病机

中医上，将酒精肝归属于肝著、胁痛、伤酒、酒疸等的范畴。长期食用肥甘醇酒，酒毒湿热的邪就会蕴积中焦，伤及脾胃。脾胃虚弱失运后，湿浊气就在体内蕴结或停在脘腹胁下，进而出现胃痞、伤酒、胁痛等病症表现。湿热酒毒会使肝脏受损，肝郁气滞，肝络受损而发病。所以，酒伤肝脾，聚湿生痰，痰湿瘀毒互结，为酒精肝的关键病机。

哪些症状说明发生了肝脏损伤

- 口干、口苦、口黏。
- 胁肋胀痛。
- 眼睛红肿、干涩，以及眼睛或全身发黄。
- 牙齿出血、鼻出血。
- 尿黄、大便黏滞不爽或干结。
- 舌红、苔黄腻。

酒精对肝脏的损害

一次性大量饮酒造成的急性损伤，长期过量饮酒造成的慢性酒精肝，以及在肝炎、慢性肝病基础上饮酒，都有可能引发肝硬化、肝癌甚至肝衰竭。

可引发酒精肝的饮酒量

对照下面标准换算自己的饮酒量，看看是否超过了达到酒精肝损伤的临界点。

造成酒精肝的饮酒量：男性每天摄入酒精 40 克（1136 毫升啤酒）以上；女性每天摄入酒精 20 克（568 毫升啤酒）以上。持续 5 年或 2 周内每天 80 克以上。

酒精克数计算公式：酒精度 × 摄入量 ×0.8= 酒精摄入量（克）

为了最大限度地减少肝损伤，喝酒时要注意不要喝快酒、不要空腹饮酒、不要连续大量喝酒。女性的身体天生对酒精更加敏感，所以女性的肝脏更容易因为饮酒受到伤害。

看懂肝功能化验指标

正常的转氨酶数值在 0~40 之间。

转氨酶的升高意味着肝细胞的损伤，但可能由多种原因引起，不一定就是肝病。已经患有酒精肝的人群，在戒酒后的半年内肝脏细胞会进行修复，因此这类人群应该在半年后监测转氨酶、转肽酶和白蛋白这 3 项指标的变化，及时判断肝脏的恢复情况。

除了不当饮酒导致的酒精肝，还有因脂代谢异常导致的一般肝炎，这类人群往往能在化验肝功能时，通过转氨酶和甘油三酯两项指标的异常得到提示。其中甘油三酯的升高，是因为脂肪过多释放到血液中；而转氨酶的升高，则是因为肝脏上的脂肪过多，导致了肝脏的炎症。如果上述两项指标异常，应该提高警惕。

生活中护肝、养肝的办法

肝脏平日里是一个"沉默寡言"的存在，酒精肝若治疗不及时则会恶化为肝癌。可惜的是，大多数肝病患者在慢性肝炎阶段都没有任何症状，如果不及时体检，或者已知患病也不做任何干预，一旦发展到肝硬化，病情就会急转直下。当出现黄疸、肝区不适、腹胀腹水、出血等表现时，往往都已为时已晚，表明已经到肝硬化甚至癌变的阶段了。

针对脾虚湿盛人群的养肝粥方

藿梗荷叶粥

食材

荷叶10~20克、藿梗20克（春季藿梗，夏季藿香，同量）、粳米100克。

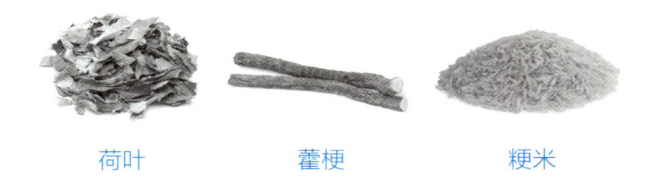

荷叶　　藿梗　　粳米

做法

- 将荷叶和藿梗裹进纱包，取水煮开。
- 待药性充分融进水中后把药包取出，留汁，往药汁水中加入粳米熬粥。

营养解析

此粥中，藿梗能行气化湿；荷叶能健脾升阳。

生活中常见的养肝食材

此外，中医讲求"五行五色相配"，五色与五脏也是对应的。肝脏对应的是青色，因此对应的季节是春季。也就是说，一年中春季是养肝的最好季节，青色的蔬菜是最好的选择，比如马齿苋和蒲公英，马齿苋有清热解毒的功效，临床上也用来治疗肝炎；而蒲公英具有清肝火的功效。

对酒精肝的患者而言，不管是食疗食材还是药材的选择，都应坚持辨证的观念，比如脾虚体质，那么苦寒属性的药物、食材就要少用。最好能在专业医生的指导下食用。

预防肾结石的关键在多喝水

肾脏只有10~14厘米的大小，虽然较小，但是很重要。如果里面长了石头，就预示着身体已经受到了伤害。从中医角度讲，肾结石属于"淋症"的范畴。它的成因主要与肾气不充、气血淤滞和饮食不当有关。肾气不够充足即气化不利，是形成结石的主要内在因素。而结石形成后，气血瘀滞逐渐转为矛盾的主要方面。结石内阻、久留不去必然会导致气血瘀滞，膀胱气化不宣而愈甚的病理机制，所以气血瘀滞是肾结石的主要病理机制。

患了肾结石后身体的表现

肾结石的典型表现为疼痛与血尿。疼痛与血尿多同时发生，此外还会有尿闭、尿路感染的症状。

肾结石对身体的危害各种各样，其中严重的危害有四种：疼痛、感染、伤肾、要命。肾结石急性发作时的疼叫肾绞痛，程度是天崩地裂的，如同刀割。肾结石如果合并感染，可能会出现高烧40℃的情况，甚至发生感染性休克。肾结石长期在身体里，会对肾功能造成损害，如果肾结石转化成癌症，两个肾的功能都受到损害后，可能会患尿毒症，危及生命。

预防肾结石的关键——多喝水

多喝水看起来简单，做起来却并不简单。

肾脏把每天的代谢产物要排掉，最少的排尿量是600毫升，比较合理应该达到1000毫升以上，因此想要预防结石，每天要达到2000毫升以上的饮水量。肾功能受损后，需要在肾脏科医生的指导下合理饮水。

人体内大部分的代谢产物，比如草酸、钙、胱氨酸、尿酸等都是会形成结石的成分，它们本可以通过尿液排出体外。如果饮水量少，会造成尿液量减少，草酸、钙、胱氨酸、尿酸等无法排出体外，容易在肾脏中析出、沉淀，最终形成结石。

如果等口渴了再喝水，此时身体已经处于脱水的状态，若不及时补充水，会造成肾脏负担，增加结石的风险。

> **医学专家提醒**
>
> 饮水时要注意节奏，宜少量多次饮用。临睡之前也要注意补充水分。

除水之外的其他饮品，肾结石患者可以喝吗

- 少喝高甜度的果汁和浓茶。
- 多喝柠檬水。柠檬果内含有大量的柠檬盐，其中柠檬酸钾盐能够抑制钙盐结晶，从而阻止肾结石形成，甚至已形成的结石也可以被溶解掉。因此食用柠檬能有效防治肾结石，使部分慢性肾结石患者的结石减少、变小。
- 女性喝果汁有助于减少尿路感染的发生风险。

肾结石患者饮食推荐

核桃白糖粥

食材

核桃仁50克、大米100克、白糖适量。

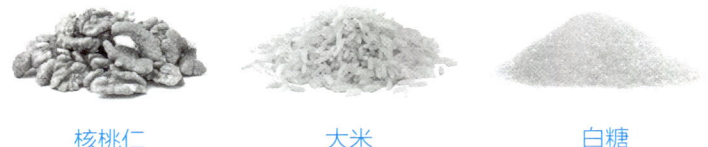

核桃仁　　大米　　白糖

做法

- 将核桃仁磨碎，研成粉状。

- 加适量水，调成乳状，再倒入锅中。
- 锅中放入大米，加水煮沸后，加白糖混匀，烧开即可。

营养解析

医学研究证明，每日吃 2~4 个核桃，可以起到健肾补血的作用，还能辅助治疗肾结石。本粥具有通淋消石、补肾壮腰的作用。

杞菊山楂饮

茶材

枸杞子 15 克、菊花 15 克、山楂 15 克。

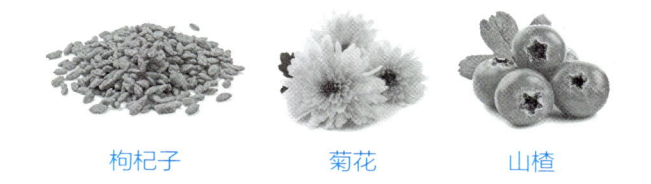

枸杞子　　菊花　　山楂

做法

取枸杞子、菊花、山楂放于杯中，以沸水冲泡后代茶饮用即可。

营养解析

此茶有清肝明目、补肾疏肝的功效，但脾胃虚寒的人不宜长期饮用。

肾结石患者的食材选择有局限性，应少吃草酸含量高的食物，比如西红柿、菠菜、甜菜、巧克力等，因为过高的草酸摄入是导致肾结石的主要原因之一。

蛋白尿是慢性肾病的典型特征之一

中医认为，肾为"先天之本"，是五脏六腑的根基。可以说，人一生的生长发育都在被肾气的虚实变化所左右。那么，"先天之本"指的是什么？它对肾脏疾病又有怎样的影响？

先天指的是遗传自父母的、两神相互博弈所得的精华。这些精华所化的气即为先天之气，主要存储于肾脏，所以肾脏是人体生命的本源。

如果身体出现肾虚，就会引起身体各部分的不适，比如腰膝酸软、记忆力减退、失眠、早衰等症状。中医认为肾和人的体质、寿命密切相关，所以养生需要重视养肾。

肾病的发展是阶段性的。首先表现为肾虚，肾虚是一种亚健康的状态，但肾衰却是非常严重的疾病。从肾虚到肾衰，本质上来说是功能性病变到器质性病变的过程。肾虚的人很多，但是否都会发展成肾衰，要看中间是否有慢性肾病的演化。

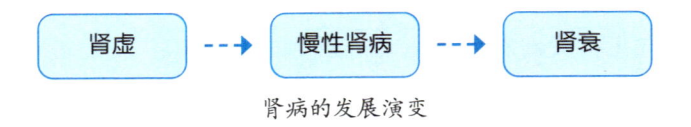

肾虚 --→ 慢性肾病 --→ 肾衰

肾病的发展演变

据不完全统计，目前我国大概有 1.2 亿的慢性肾病患者，但由于慢性肾病没有明显的症状，所以大多未能及时发现，以致拖延治疗，最终导致肾衰的发生。

如何及早发现肾虚已发展到慢性肾病

要学会观察和辨别自己的尿液。

蛋白尿是慢性肾病的典型特征之一。中医认为肾藏精，而蛋白就属于精的重要组成部分。发生肾虚后，精关不固，简单来说就是精处于不稳定状态，该排的和不该排的物质（大分子蛋白）都开始排出体外，从而形成蛋白尿。

> **医学专家提醒**
>
> 尿里有泡沫是蛋白尿的表现,但不是尿里有泡沫就是蛋白尿,有泡沫还可能是其他疾病的表现。

以补肾活血法为基础的实用方

肾出现了问题要补肾,但仅仅补肾效果并不理想。医生在多年临床经验的基础上发现,造成慢性肾病及诸多老年病的发病机理是肾虚血瘀。

补肾活血方

药材

黄芪10克、五味子3克、蒲公英6克、川芎10克、大黄3克、败酱草3克、女贞子10克、砂仁3克、墨旱莲10克、生甘草3克。

做法

将以上所有药材煎制服用。

营养解析

此方中的黄芪、女贞子、大黄、墨旱莲都有补肾活血的功效,配合蒲公英、败酱草的清热解毒功效,使此方更适合肾虚、亚健康的人群,也更适合在夏季使用。

> **医学专家提醒**
>
> 本方的具体剂量和使用方法要依据个人病情加减,须遵医嘱。

自制夏季补肾"三伏贴"

药材

黄芪10克、五味子10克、杜仲10克、丹参10克、蜂蜜适量。

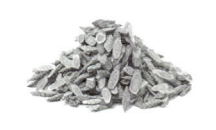

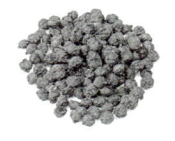

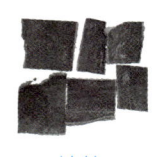

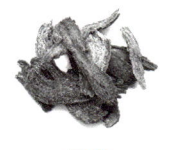

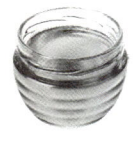

| 黄芪 | 五味子 | 杜仲 | 丹参 | 蜂蜜 |

做法

将以上四味药材用破壁机打磨成粉后,加入适量蜂蜜调制成膏状,放在膏贴上即可。

用法

夏季初伏时,将做好的药贴贴在神阙穴(取穴见第 89 页)上,尽量保持 8~12 小时(若出现皮肤过敏,应尽快揭下)。第二伏再贴一次,第三伏再贴一次。也就是说,"三伏贴"要一伏贴一次。

医学专家提醒

具体用法用量遵医嘱。

如果肾病已经发展到肾衰的程度该如何应对

由下图可见,肾功能是否正常的关键值是肌酐值。健康状态下,肌酐值应该低于 133mmol/L。

慢性肾衰竭按肌酐值分为 4 期			
第一期:肾功能代偿期,肌酐 133~177mmol/L	第二期:肾功能失代偿期,肌酐 186~442mmol/L	第三期:肾功能衰竭期,肌酐 451~707mmol/L	第四期:尿毒症期,肌酐 ≥707mmol/L

肾衰是一种缓慢的、进展性的疾病,这也就意味着,一旦肾衰将很难被逆转。但也并非束手无策,还是可以最大程度地减缓肾脏功能衰竭速度的。

对肾衰患者而言,除了补肾活血,还要降浊排毒。因为这时的肾脏除了血瘀外,还因为肾功能的明显下降,已经不能有效地排出体内代谢的废物,形成了浊毒上扰。如果肌酐值超过 600mmol/L,这种上扰的表现会非常明显,上扰于口,口气氨味严重；上扰于肌肤，皮肤瘙痒。所以，降浊排毒很重要，而治疗降浊排毒最适合的药物就是大黄和大黄炭。

大黄能推陈致新，安和五脏，稳定身体内部的环境。另外，遵守古法炮制而成的大黄炭，外黑内黄，具有止血的功效。下面这个药方就是以大黄和大黄炭为基本的肾衰治疗方。

肾衰治疗方

药材

黄芪、酒五味子、丹参、川芎、醋三棱、醋莪术、大黄、大黄炭、茵陈、醋五灵脂、蒲黄炭、炒决明子、炒白术、盐补骨脂、蒲公英、北败酱草、鬼箭羽、半枝莲、萹蓄、瞿麦、青蒿、山药均适量。

做法

将以上所有药材煎制服用。

医学专家提醒

以上 22 种药材组成的药方，在具体实施过程中需根据患者自身的病情状况和治疗方加减，在专业医生指导下服用。

共同进餐不是乙肝的传播途径

生活中，大家普遍对具有传染性的乙型肝炎（简称"乙肝"）有恐惧心理。一说谁得乙肝了，都会有所回避，这是由于不了解乙肝病毒传染途径而引发的恐慌。其实，乙肝除传染性外，更大的危害是它容易导致肝硬化和肝癌。乙肝本身并不太可怕，是完全可以治愈的，可一旦发展成肝硬化或肝癌，则治疗难度巨大，这才是肝脏炎症最可怕的地方。

临床上，乙肝患者不在少数，但最终变成肝癌的只有一部分人。因为肝脏没有痛觉神经，再加上肝的代偿与再生能力十分强大，受损后只要还有30%的肝组织存在，也能维持肝脏的一切正常功能，所以很难通过身体感觉发现肝病的发生。即便如此，45岁以上的人如果能做到经常体检，生活中充分避免致病因素，及时发现问题，进行正规治疗，肝硬化和肝癌也都是可以预防的。

乙肝患者的早期症状

- 食欲减退，消化功能差，进食后腹胀，没有饥饿感。
- 讨厌吃油腻食物，如果进食便会引起恶心、呕吐。
- 活动后易感疲倦。
- 还会出现面色暗黑、黄褐无华、粗糙、唇色暗紫等症状。

上述这些都是前期症状，到了肝硬化和肝癌阶段，反而没有特别明显的症状了。

乙肝的传播途径

以下途径不会传染	以下途径会传染
握手、交谈、共同进餐、拥抱等行为	输血、注射、治疗器械、母婴传播、性接触和生活密切接触

在乙肝的传播途径中，母婴传播是乙肝最主要的传播途径。此外，乙肝病毒的传染能力并不强。以亲密的夫妻关系为例，其中一方是乙肝，另一方没有打乙肝疫苗，多年一同生活的状态下，被感染的概率也只有6%，如果打了乙肝疫苗，则可以完全预防。

医学专家提醒

握手、交谈、共同进餐、拥抱等行为是不会传播乙肝的。但其中有一种情况例外，在共同进餐的时候，胃溃疡患者有被传染的概率，因为乙肝病毒有可能通过创口直接进入血液。

补肝常见误区——贵重中药当补品

中医讲求"实则泄之，虚则补之"，具体对慢性肝炎的患者来说，虽然是久病必虚，虚则补之，但往往身体已经处于虚不受补的情况。此时若不关注病情的轻重缓急，一味追求用名贵中药材进补，这是一种十分危险的行为。俗话说"对症下药"，不对症的进补反而会造成病情的加重。因此，肝炎患者或者肝硬化患者都不要随意进补，在选择补品前一定要听取医生的意见。

此外，中医讲"肝主情志"，成为乙肝病毒的携带者，甚至由此引发的社交不便，很可能会影响情绪。精神乐观的患者可以改变疾病的结果，精神紧张或者悲观情绪却可以导致疾病更迅速地发展。心情郁闷的时候，找到一个合适的发泄方式，长期保持良好的情绪状态，才能达到疏肝养血的目的，进而对病情起到重要的辅助治疗作用。

注射乙肝疫苗是预防乙肝的重要手段

- 乙肝疫苗不是每个人都要打，一般在注射前会做体检，如果本身抗体很好，则不需要注射。
- 对于乙肝患者，打乙肝疫苗是没有用的。
- 如果乙肝表面抗原是阳性，就代表已经是病毒携带者了。
- 乙肝疫苗的有效期一般为15年。

治疗肝炎和肝硬化的经典中成药

大黄䗪(zhè)虫丸

药材

熟大黄、土鳖虫(炒)、水蛭(制)、虻虫(去翅足,炒)、蛴螬(炒)、干漆(煅)、桃仁、炒苦杏仁、黄芩、地黄、白芍、甘草均适量。

做法

将所有药材碾制为细末,炼蜜为指甲盖大小的块,揉成丸,数颗。

营养解析

此方主要起到活血破瘀、通经消痞的作用,对肝炎和肝硬化有很好的治疗效果。

肝癌是可以被阻断的

肝脏是一个脆弱的器官,并没有想象中的坚强。因为肝脏没有敏感神经,所以在出现健康问题的前期是没有痛感的,像腹胀、恶心、消化不良等表现也都不具有特异性,很容易被误解为一般的身体不适。

此外,肝脏的功能强大,只有当肝脏被疾病蚕食到极限时,才会表现出明显的症状。而且,肝脏还具备再生功能,只有当再生能力也受损的时候,才会表现出严重的症状,这些因素都可以解释为什么生活中发现肝癌时,往往已经是晚期了。

当前治疗肝癌的方式很多,只要能及早发现病情,通过积极对症的治疗,绝大部分患者可以得到较好的治疗效果。因此,任何时候,都不要失去生的希望。

肝癌的发展路线

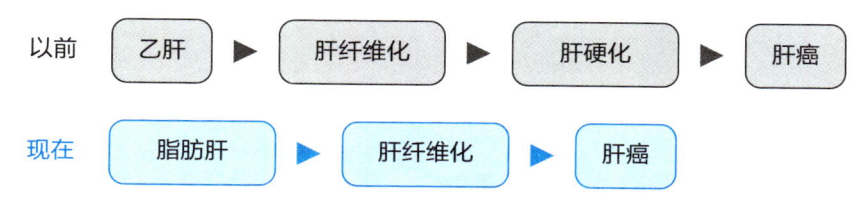

以前:乙肝 ▶ 肝纤维化 ▶ 肝硬化 ▶ 肝癌

现在:脂肪肝 ▶ 肝纤维化 ▶ 肝癌

医学专家提醒

乙肝能抑制,但不能清除。这也就意味着,只要发现乙肝就是一辈子的事情。

治疗乙肝的过程中为何会发生肝癌

● 中途有停药的情况

因为乙肝病毒是不能被清除掉的,所以需要终身服药。药物只能对乙肝病毒起抑制的作用,而不能彻底清除,所以千万不要自我感觉好转就擅自停药,否则悲剧随时可能会发生。

- 没有坚持定期检查

乙肝患者患肝癌的风险是普通人的 20~30 倍，所以即使血液里的病毒已经检测不到了，也不能疏忽大意。要定期进行身体检查，才能早点发现肝癌，积极进行有效治疗。

肝癌早诊第一步：读懂自己的体检表

乙肝五项				
项目名称	英文缩写	检验结果	单位	参考区间
乙型肝炎病毒表面抗原（发光）	HBsAg	无反应性（0.00）	IU/mL	无反应性（<0.05）
乙型肝炎病毒表面抗体（发光）	Anti-HBs	有反应性（30.00）	mIU/mL	有反应性（≥10）
乙型肝炎病毒e抗原（发光）	HBeAg	无反应性（0.38）	S/CO	无反应性（<1.0）
乙型肝炎病毒e抗体（发光）	Anti-HBe	无反应性（1.78）	S/CO	无反应性（>1.0）
乙型肝炎病毒核心抗体（发光）	Anti-HBc	无反应性（0.07）	S/CO	无反应性（<1.0）

看懂体检表是预防和阻断肝癌发生的基本技能。首先是看乙肝五项检查，在这五项中，只要乙型肝炎病毒表面抗原这一项是阳性，则意味着患有乙肝病毒，就需要终身的监测和治疗；若有且只有乙型肝炎病毒表面抗体这一项是阳性，那么就说明身体里具备病毒的抗体，对这种病毒具有一定的抵抗力。除了乙肝五项检查，还有肝功能检查、甲胎蛋白检查、超声检查等。

注意：肝功能检查中的任意一项，如果长期、多次异常，就要小心肝损伤了。

肝癌早诊第二步：重视轻度脂肪肝

有临床数据显示，我国脂肪肝的发病率是 16%~35%，脂肪肝或脂肪性肝炎患者患肝癌的概率比正常人高 3~4 倍。

人体内肝脏受损时不痛不痒，看胖瘦也看不出来，手掌和皮肤的变化也来得比较晚，但从单纯疾病发展到可怕癌症，却比想象中的要快得多。

肝癌早诊第三步：吃对药膳，养肝护肝防癌变

脂肪肝在早期没有明显症状的时候，就要开始结合中药调理，否则等到指标升高、症状显著时，肝脏可能已经损伤严重，甚至无法逆转了。

山楂鲫鱼汤

食材

鲫鱼 1 条、生山楂 30 克、枳实 10 克、生姜适量。

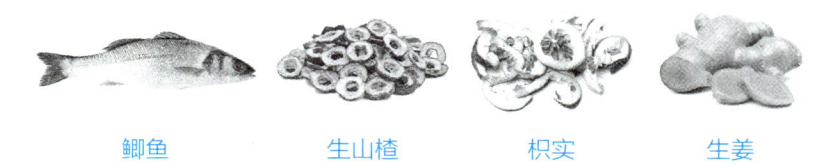

鲫鱼　　生山楂　　枳实　　生姜

做法

- 鲫鱼处理后备用；生山楂洗净去核备用。
- 将所有食材放入锅中，加水煮熟后喝汤。

营养解析

此药膳中的鲫鱼富含蛋白质，是人体优质蛋白的来源之一；生山楂具有消食化痰、改善脂肪代谢的功效；枳实能补气；生姜能暖胃。所以，此药膳中鲫鱼作为主要食材，配合其他三种食材长期饮用，可起到增强体质、化痰理气暖胃的作用，对早期痰湿体质的脂肪肝患者非常有益。

此外，肝病患者还有这些饮食禁忌：避免生冷硬热、油炸煎烤、酸辣刺激的饮食，也不能摄入高蛋白食物，比如鸡蛋、甲鱼汤等。

栀子养肝茶

茶材

栀子5克、女贞子5克、菊花5克、冰糖3~5克。

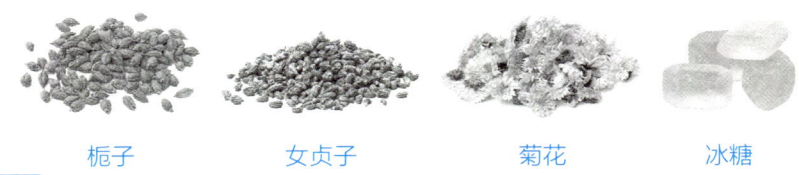

栀子　　　女贞子　　　菊花　　　冰糖

做法

取所有茶材泡水代茶饮。

营养解析

此茶具有清热解毒、疏肝解郁的功效。其中，栀子能泻火除烦、清热利湿；女贞子能滋阴清热、补益肝肾；菊花能散风清热、平肝明目，再配合润肺调味的冰糖，尤其适宜因为秋燥易上火的人群饮用。

长寿养肾，古方古汤少不了

老年人想要长寿，养肾是关键。每个人的体质不同，补肾的方法也大不相同，那到底如何养肾、护肾才是科学的呢？

养肾基本分为调、补、分、化四大步骤

第一步：调——调畅气机，肾病宜动不宜静

气机指的是人体内气的正常运行状态。健康人体内的气机是清晰、有层次的，升降出入的协调平衡，可以及时地化湿去热，将精华留下来，把糟粕排出去，剩下的正常工作。而肾病患者体内的气机是浑浊混乱的，湿热内阻就会产生疾病，最常见的疾病有蛋白尿、血尿等。

很多肾病患者害怕做运动，事实上，防治肾病宜动不宜静。国医大师主张"百练不如一走"，因为运动可以让身体清浊分明，是调畅气机最好的方法。如何把握关于走路健身运动的量？医圣张仲景在《伤寒论》中说："微似有汗者益佳。"《黄帝内经》中说："久视伤血，久卧伤气，久坐伤肉，久立伤骨，久行伤筋，是谓五劳所伤。"

> **医学专家提醒**
>
> 走路运动以刚刚出汗的量为宜。如果大汗淋漓，反而会伤害正气。冬天走路运动时不宜出汗，走到自己稍微感觉有些累的程度就可以了。过度行走，久行伤筋，筋骨与肝肾同源，所以走路的量把握好，才能真正达到调的积极目的。

第二步：补——慢性肾病虚实夹杂，要通补

临床上，不是所有的肾病都是因为虚，有相当一部分是因为虚实夹杂。虚实夹杂的肾病通常可能出现这几种表现：面白肢冷、神疲乏力、腰膝酸软、食欲不佳、

心情烦躁、形体肥胖，下肢水肿突出、腹胀便溏或大便干结。

这里的补不是单纯因为虚而补，而是广义的补。肾病患者中有很多有虚实夹杂的情况，所以需要通补，比如患者的身体可能既有脾胃亏虚，又有湿热的问题。这样虚实夹杂的人群有着特别的舌象，如果舌象出现这几种表现：舌质偏红或暗、苔黄腻或白腻、舌体胖大且边有齿痕或舌面有裂纹，那就说明身体是不适合纯的腻补，而是适合通补的。

通补，通是调理气机，补就是抓住气机升降的枢纽中间补脾胃。慢性肾脏病治疗的关键在调补脾胃。这类人群可以经常食用水中二仙粥来通补，固肾摄精，清心补脾。

水中二仙粥

食材

石莲子 15 克、芡实 15 克、粳米 50 克。

做法

- 将粳米下锅熬煮，芡实提前泡 2 小时。
- 石莲子洗净敲碎，煎煮成药汁后放入煮开的粥锅中即可。

营养解析

此粥适宜湿热兼本虚或蛋白尿的人群食用。其中，石莲子是莲子的老熟状态，含有莲子心。石莲子具有补肾固涩、清热健脾清心的功效，因为其有固涩的功效，所以可以防止蛋白的外泄。芡实有健脾益肾的功效。二者相搭，功效显著。如果只是有轻微湿热、脾胃较虚的人，可以用干莲子代替石莲子。

第三步：分——分消湿热，护肾先除湿

临床中，还有一种撕裂性腰痛的患者，检查发现，其体内的异常红细胞比例超过 50%，确诊为慢性肾炎。这类患者往往是由于湿热导致血热，血热导致络脉损伤，进而微血管破裂，引发了肾小球源性血尿。疾病的发病根源在湿热上。

中医认为湿热难除，在祛除湿热方面主张"祛除湿热，首当治湿，治湿必先化气，化气必当宣肺"。因此，需要用分消湿热的方法来祛湿热，比如服用二兰饮。

二兰饮

茶材及做法

佩兰10克、泽兰10克。开水冲泡代茶饮即可。

营养解析

此茶有芳香化湿、清热利水的功效，适宜慢性肾脏病湿瘀人群。因为佩兰辛平，泽兰辛微温，二者相配稍偏温热，所以如果是热重于湿的人群，则不宜单独使用，可以在"二兰"的基础上加白茅根20克中和一下。

医学专家提醒

慢性肾病患者在日常饮食中，不宜食用肥甘厚味，这会助湿生热；不宜食辛辣，比如葱、生姜、大蒜等，也会助热。管住嘴，对症调理才会有效果。

第四步：化——化湿、化水、化瘀

化字代表化湿、化水、化瘀，这是医学专家治疗慢性肾病，特别是尿毒症阶段最常应用的方法。到了慢性肾病的晚期，不可避免的就是透析或者肾脏替代治疗，但有些早期尿毒症患者如果积极治疗，可能还会有逆转的机会。

除以上四大主要的补肾、护肾步骤外，经典中成药六味地黄丸也是很多家庭都会常备的中成药，但是六味地黄丸的吃法是很有讲究的。六味地黄丸并不是单纯的补肾药，主要针对的是有肝肾阴虚症状的人群，它的组方原理是"三补三泻"。"三泻"是一把双刃剑，对肾阴虚有实邪的人群来说，六味地黄丸既可以补虚又可以祛邪。但如果是单纯的肾阴虚人群，使用六味地黄丸就不一定合适了。同时，虽然六味地黄丸的药性很温和，但毕竟也是药物，不是保健品，所以也不适合作为保健药长期服用。

第六章

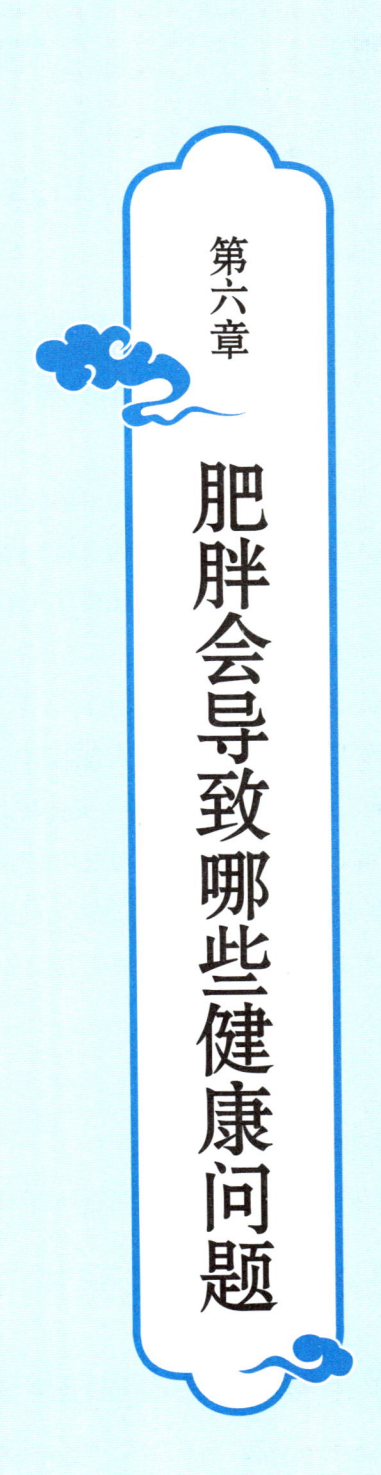

肥胖会导致哪些健康问题

苹果型身材更容易患难治的高血压

高血压是大家都不陌生的疾病，据临床统计，在我国65岁以上的老年人群中，超过50%的老年人患有高血压；在80岁以上的高龄老年人群中，近90%的高龄老年人患有高血压。

中老年人随着年龄的增长，身材发生变化，越来越多的人拥有了肥胖的身材，其中最为常见的就是苹果型身材。这种看似有点可爱的身材，却是高血压患者的常见身材。身材与高血压之间究竟有着怎样的关系？这还要从人类最早对高血压的认识开始说起。

中医里并没有高血压这个病名，但对高血压的症状研究却早已存在。《黄帝内经》中有"诸风掉眩，皆属于肝""髓海不足，则脑转耳鸣，胫酸眩冒，目无所视"的记载，明确指出了高血压症状与肝肾疾病有关的观点。这样的历史典籍记录还有很多。

古代医家认为，饮食失节、情志失常、内伤损耗与现代医学所定义的高血压有着密切的关系。其中，也包含着苹果型身材和难治的高血压之间的病理关系。

身材决定高血压的类型，二者有着密切的关系。首先我们来了解几种常见的身材类型。

香蕉型	正常均衡的身材
梨型	脂肪在大腿部位过度囤积，与高血压关系不大
苹果型	以腰围增粗为突出表现的高血压型身材，往往带有代谢异常

其中，苹果型身材的中老年人患高血压的概率比普通人要高很多。

如何判断自己是否属于苹果型身材的高血压患者

苹果型身材的高血压有一个突出的特点：高压不高，低压偏高，血压差较小。

比如高压不超过 140mmHg，但低压在 100mmHg 以上，甚至达到 110mmHg。

为什么苹果型肥胖患者的高血压最难治

中医讲求病因治疗。在引发高血压的三大危险因素（肥胖、饮酒、过量食盐）中，肥胖型高血压不仅需要药物治疗，更需要控制体重和腰围。但是在现实中，大家往往会因为服药期间继续增重而更难控制血压，又因为高压不高，血管动脉硬化程度不深，身体没有出现明显的不适而忽视病情。长期持续下去，就会出现腰围增长，血压难控，增加新药，药品叠加，甚至数量达到三种及以上，依旧不能有效控制好血压的恶性循环中。

此外，苹果型肥胖的高血压患者更容易出现其他代谢性疾病，比如血脂高、血糖高，"三高"一旦同时出现，更容易对心脑血管造成损害。

苹果型肥胖的高血压患者应该如何吃

关键在于轻断食。

具体操作

第一种——一周七天里，只有周六和周日两天轻断食。在这两天每天只吃一餐，24 小时不进食。

第二种——一周七天里，每天都是在午餐过后，持续 18 小时不进食。

无论选择上面哪一种，都要注意做到以下要求。

轻断食期间，不吃主食（碳水化合物）；肉类只少量摄入（不可多食，每人人均蛋白质的摄入不超过 100 克）；主要吃蔬菜和水果；饮水一定要充足。

医学专家提醒

这种轻断食的方法是因人而异的，也可以循序渐进地实现。最初做不到一下断食太久的，可以先从减少一餐开始，逐步达到要求，让身体有一个适应的过程。

如果能够自律，坚持科学的饮食方式，很多人的血压就会慢慢控制下来，一部分人甚至能扔掉降压药，让血压完全逆转回去。

健康饮食法则——两顿半饮食法（午餐不食主食）

- 早餐要吃饱，因为早餐要摄取一天所需的 50%~60% 的能量，坚持吃鸡蛋（普通人应坚持每日一个鸡蛋，有心脑血管疾病的人群可以少吃）。
- 晚餐要提早吃，建议下午 5 点多就吃晚餐。
- 除此之外，还要注意一日三餐中食物的顺序，比如一顿早餐里，高脂肪、高胆固醇的食材要先吃，碳水化合物和其他食物要后吃。

为什么吃得如此讲究？因为只有高度自律的饮食习惯，才能让医生开出的控压药发挥效果。如果饮食自控得当，有的患者从此无须再服控压药。

高血压发病期间伴有失眠时，可以喝葛根茶饮

如果在高血压发病期间伴有失眠的情况，可以选用葛根茶饮来缓解症状。

葛根茶饮

茶材

葛根 10 克、白菊 10 克。

做法

将以上茶材先泡 20 分钟，再煮 30 分钟，也可以打成粉末冲饮。如果患有高血压并伴头晕，可以在茶饮中加入白菊；如果高血压伴失眠，可以在茶饮中加入枣仁。

营养解析

此茶饮中，葛根性微凉，通脾、胃经，其含有的黄酮可以扩张血管，辅助降压。

肥胖是糖尿病的首要危险因素

《黄帝内经》中将糖尿病称为"消渴病",认为它的发生多与人体禀赋不足、饮食失节、情志失调、劳欲过度或外感热邪有关,表现为多饮、多尿、多食、消瘦等主要症状。目前,在我国糖尿病患者中,65%都是超重或者肥胖的人,肥胖已经成为糖尿病的首要危险因素。但是,减重并不是一件容易的事情,对大部分患者来说,即使临床确诊,有了医生的嘱咐,减肥之路也常常会以失败告终。

肥胖为何会引发糖尿病

- 调节血糖的器官负担过重

胃肠道其实也是有内分泌功能的内分泌器官,它分泌的激素很多,其中有两种激素可以使血糖升高,同时又会对胰岛素进行干扰。

- 有害菌过多导致炎症出现

人体的胃肠部分,直肠是细菌存量最多的部位。糖尿病患者因为肠道微生态出现失调,有害菌增多,有益菌减少。肠道表面的菌膜就会被逐渐增多的有害菌损坏,由此,有害菌会进一步穿过肠黏膜细胞进入体内,引起整个人体炎症的发生。炎症因子会引发胰岛素细胞故障,出现胰岛素不足或者胰岛素抵抗的情形,影响血糖。

为什么体重难降、血糖难控

体重难降、血糖难控是因为身体很聪明,它对你的体重有记忆,比如瘦人,机体认为正常体重是50千克,那么瘦人突然吃很多想长胖,机体也会自动调整,比如通过增加基础代谢率、身体变得多动等方法来回到原有体重。而对胖人来说,机体记忆的体重数量就比较大,如果减肥导致体重减少,那么机体也会努力恢复到原来的体重。

由于体重调定点的存在，短期体重增加或减少将自动代偿，体重倾向于恢复到调定点水平。但是体重调定点是可以变化的，用对了方法就可以让它降下来，就能达到减脂、降糖的目的。

体重减轻多少对血糖的控制效果最好

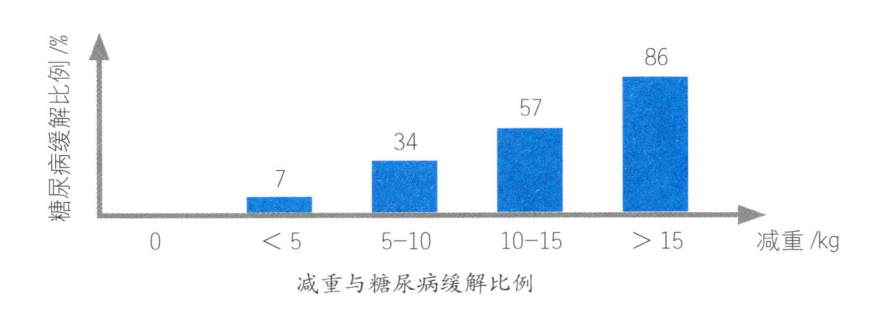

```
糖尿病缓解比例/%
     |
  86 |                          ████
  57 |                    ████
  34 |              ████
   7 |       ██
     |_____→ 减重/kg
     0    <5   5-10  10-15  >15
```

减重与糖尿病缓解比例

节食减肥会导致胃反流

对于肥胖的糖尿病患者，很多人一天吃四顿甚至五顿饭。在决心节食减肥之初，都会想先从减少一顿饭开始。但突然减少一顿饭，很可能会造成胃反流。

此外，过量运动、滥用减肥药也会对身体造成不良后果。过量运动时，运动量超出了身体肌肉的承受范围，会引发横纹肌溶解症，肌肉会化掉。减肥药大多有泻的过程，泻有两种，一种是刺激肠蠕动，另一种是让水分渗透到肠道，这样就会造成脱水、虚脱的情况，进而危及生命。

糖前期的症状表现

肥胖发展为糖尿病的第一阶段，也就是糖前期，中医上有特定的名称，叫作"脾瘅"。通常表现为面色红润多油、喜食甜食和肉食、怕热不怕冷、容易出汗、小便偏黄、大便黏或便秘、精神困倦乏力等症状。

如果体型肥胖且属于糖尿病高危人群，不妨对照下页表关注自己的身体状况。如果存在糖前期的症状表现，则应及时就医，检测自己的血糖指数，做好预防工作，就能远离糖尿病。

	糖前期	其他	
面色	红润、多油	白黄、干燥	正常
饮食	喜欢甜食和肉食	喜欢蔬菜	没有偏好
食欲	吃得多、容易饿	吃得少、胃口差	正常
冷热	怕热不怕冷	怕冷不怕热	正常
出汗	容易出汗	不容易出汗	正常
小便	偏黄	清长	正常
大便	便黏或便秘	便稀溏	正常
精神	困倦	闲不住、好动	正常

延缓糖尿病进展——下肢按摩操

- 手掌微凹，保持空心状态，以中等力度拍大腿。
- 踮脚，双脚同时踮起，随后放下，每次做 20 下。
- 虎口向内，掐着大腿往下推按，然后再轻柔地"顺"上来，来回做 4 次。
- 抬起一只脚自由地甩 20 下后，换另一只脚，重复刚才的动作。

减重、降糖的逆转方法

减重、降糖的逆转方法是减重手术。通过手术把体重调定点迅速降下来，身体在调节血糖的激素同时也会发生变化，进而控制血糖。但是这种手术只有符合适应证的人群才能做。对大多数人来说，最重要的是通过健康的体重管理来健康减肥。

除此之外，糖尿病患者的饮食控制也是治疗的重要组成部分。

糖尿病患者应该怎么吃

- 控制主食总量，每餐不要超过 100 克。
- 根据自己的并发症情况选择主食，如果没有胃肠并发症，可以加入适量的杂粮。

- 每餐最后吃主食,并且放慢咀嚼速度,帮助减缓人体吸收糖分的速度。

糖尿病患者在进食时应注意,食材处理得越细致,吃下去的食材形态越破碎,对血糖的提升作用就越明显。

降脂延寿茶

茶材

何首乌10克、生山楂10克、杭白菊3克、绿茶2克。

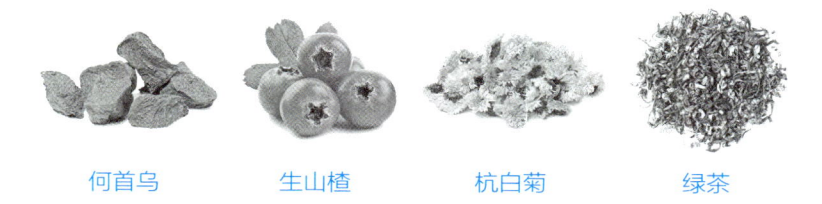

何首乌　　生山楂　　杭白菊　　绿茶

做法

- 先将何首乌煎煮20分钟。
- 用煎煮好的药汁将生山楂、杭白菊、绿茶一起焖泡成茶即可饮用。

营养解析

这道茶饮适合肝肾阴虚人群、高血脂人群、脂肪肝人群和糖尿病人群长期饮用。

血脂的高低和体重之间是什么关系

生活中，高血脂因为具有隐匿性和渐进性，在发病前期几乎没有症状，所以很多人并没有把它当成一种疾病，但它却是很多严重疾病发生和发展的基础。

如果对高血脂不够重视，甚至完全忽视，就可能会引发脂肪肝，使肝脏形态发生了改变。如果此时去检查，就会发现肝功能的异常。可见，高血脂就是引起脂肪肝的直接原因。如果发展到脂肪肝还没有得到足够的重视，就会如下图中所示，进一步引发可怕的疾病，比如肝硬化、肝癌等。

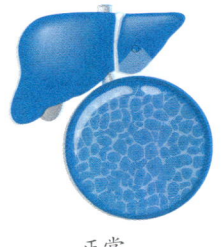

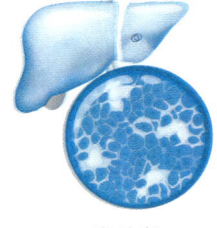

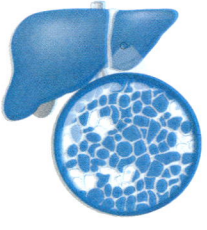

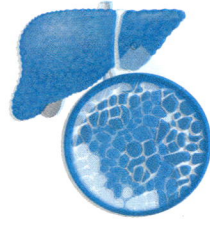

正常　　　脂肪肝　　　肝硬化　　　肝癌

血脂的高低和体重之间的关系

血脂的高低和体重有着密切的关系。体重增加、腰围变大、眼睑部位的黄色瘤、耳部的皱褶等，这些都是血脂增高在人体中产生的现象。

判断血脂危险指数的最简单方法

最简单的方法是测量腹围。

具体操作

用软尺以自己的肚脐为中心，水平围绕一周，自然吸气，在还没有呼气的那一瞬间测量出来的数据，就是最准确的腹围。

注意，如果男士的腹围等于或者超过90厘米，女士超过85厘米，就需要警惕了。

哪些人属于高血脂的高危人群

一般来说，年轻男性、老年人、围绝经期妇女是高血脂的高危人群。但无论是年轻男性，还是老年人，肥胖都是导致高血脂的重要因素。因此，要想摆脱高血脂的困扰，首先就是要瘦下去。但是，高血脂人群想要瘦身却很难，为什么会这么难呢？这与病机证型和个人身体状况差异有关。

中医认为，老年人多发高血脂主要有四种常见证型，分别是肝肾阴虚型、脾虚痰浊型、肝郁化火型、气滞血瘀型。不少老年人潜意识中觉得去医院很麻烦，又想将血脂降下来，于是就开始盲目瘦身，方法有误还不对症，对身体有害无利。因此辨别证型要由专业医生来做，辨证施治，切忌自治。

控制血脂，三餐不少但应限量

血脂偏高的患者更应注意正确的饮食方法。首先，三餐都要吃，不随意少吃正餐。其次，在没有重体力劳动的情况下，每餐主食不超过一拳（指单手握拳后，拳头同等大小的量），也就是差不多30克的量。然后，保证每餐饭里都有200克蔬菜、50克肉和1个鸡蛋，而且不吃零食和饮料。

这里所说的"量"，都是不针对重度肥胖患者的。重度肥胖患者很难通过改变饮食或者药物治疗来减轻体重，维持血脂的正常。所以，这部分患者只有通过微创手术才能解决。

超重高血脂老年人的减肥原则

- 坚持锻炼，维持中等运动量。
- 根据肥胖状况，适当降低主食量。
- 注意总热量，控制高碳水化合物、高热量的食物。
- 减肥期间要保证碘的足量摄入，维持正常的代谢。
- 中老年人各种代谢反应慢，容易进食过量，可安排一日多餐。

其实，中医对此方面的养疗历史悠久。众所周知，清代宫廷内皇帝、后妃的健康延寿是御医们精心研究的课题。大量宫廷食疗养生、抗病防老的宫廷秘方流传下来，其中，也有不少关于调控血脂的内容。

降脂减肥茶

茶材

山楂 20 克、泽泻 20 克、紫苏叶 20 克、石菖蒲 20 克、茶叶 10 克。

做法

- 先将山楂、泽泻切成细丝，紫苏叶、石菖蒲捣碎，加入茶叶备用。
- 沸水冲泡，加盖稍焖即可饮用。

营养解析

此茶饮能降脂减肥，消食化积，降压延年。

调血脂代茶饮

茶材

生黄芪 3 克、枸杞子 2 克、三七 1 克、瓜蒌皮 2 克、天麻 2 克。

做法

将上述所有茶材打成细粉，可制成补泻同施、寒温并用的调脂茶。每日早晚 2 次冲服。

营养解析

此茶饮有辅助调控血脂的作用。

肥胖女性是胆结石的高发人群

名医华佗曾说："胆者，中清之府，号曰将军。"中医认为，胆居六腑之首，具有藏精气的特点。与五脏所藏精气"藏而不泻"不同，胆不仅能藏储胆汁，还能排泄胆汁，是既藏又泻，所以胆又属于奇恒之腑。中医典籍中，将胆石症（胆结石）划分到了胁痛、腹痛、胆胀等范畴。

胆囊为何会生出石头

人体是一个统一的整体，性格、情绪、睡眠等因素是疾病发生的基本条件。性格内向的人常常处于抑郁状态，情绪低落或睡眠差的人会使免疫系统处于低下状态，也使消化系统功能低下，这种功能紊乱显然会使胆汁的成分异常，继而为胆结石的形成创造条件。

针对最常见的胆固醇结石来说，胆囊里面97%都是水，3%是卵磷脂、胆固醇、胆汁酸这三种物质的组成。一旦这三者的平衡被打破，胆固醇析出就会形成胆结石。

我国胆结石的患病率高达10%。除胆固醇结石外，还有胆色素结石、混合型结石、胱氨酸结石、碳酸钙结石、磷酸钙结石，以及棕榈酸钙结石等各种类型。临床上最常见的就是胆固醇结石和胆色素结石。

而且，胆囊里的石头无论大小都很危险。石头比较大，会有癌变的风险，而石头比较小，在严重的情形下仅需要2~3小时就会夺走人的生命。所以，只要胆囊里生成石头，就要警惕了。

如何能及早发现胆结石

要做到有规范、有规律的体检。40岁以上的人每年应至少体检一次。

临床上，60%的胆结石都是在常规体检腹部B超时发现的，还有30%因为出现临床症状就诊时发现的，剩下的 10% 因为其他疾病就医时，做腹部 B 超或 CT 时发现的。可见，常规体检十分重要。

胆结石"发作"的典型症状

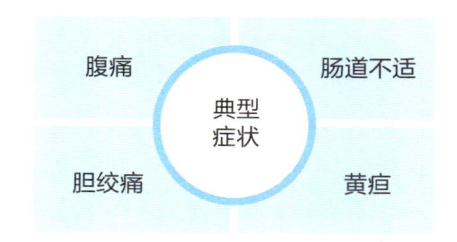

腹痛：腹痛是胆结石患者所经历的典型症状之一、主要特点表现为在腹部出现阵发性的、伴有痉挛的疼痛。

肠道不适：一旦出现胆结石的急性发作，除了有腹痛，还会有一系列不舒服的肠道反应，比如恶心、呕吐、消化不良、腹胀等。

黄疸：很多胆结石患者在胆总管堵塞后，会出现黄疸的症状表现。

胆绞痛：很多胆结石患者都会在右上腹、肋缘下的部位出现绞痛的且伴有恶心呕吐的症状。而且，右肩背部部位也会有放射性的痛感。长了胆结石，最初是不会马上发生疼痛的，只有在结石卡在胆囊出口处时才会疼痛。

肥胖女性是胆结石的高发人群

胆结石的高危患者多为中肥胖的老年女性，以及多孕多产、不运动、长期素食、减肥、不吃早饭的人群。

其中，长期不吃早餐会使胆汁排泌规律紊乱，胆汁浓度增加，有利于细菌繁殖，容易促进胆结石的形成。人在 40 岁以后，体力活动逐渐减少，休息时间增加，脂肪代谢合成大于分解，身体开始发胖，胆道功能减退，胆囊排出延缓，胆汁淤积等众多因素综合在一起，就容易引发胆石症。肥胖者多喜好高胆固醇和高脂肪的饮食，所以会使血液中和胆汁中的胆固醇含量明显增高，使胆固醇处于过饱和状态，此时就容易形成胆石症。

胆结石和肥胖有着密切的关系，而肥胖又和体脂相关。脂肪过量就会引起体内血脂代谢异常，导致血液中的胆固醇升高，排入到胆汁中的胆固醇含量也随之增高，这就增加了产生胆固醇结石的风险。

哪些生活习惯可能会引发胆结石

生活中，喜静少动、不吃早餐、饭后久坐这 3 个习惯都可能会引发胆结石。以饭后久坐为例，饭后久坐会使食物更不容易进入肠道。胆囊的收缩是为了刺激肠道，这样才更有利于胆汁的排出。

坚持每天慢跑半小时能有效预防胆结石

运动可以降低人体内极低密度脂蛋白胆固醇的水平。但只有定期、规律且达到一定运动量的活动，才会产生有效的预防作用，比如每天慢跑 30 分钟，并坚持 14 天以上。

规律饮食，保护胆囊健康

胆汁主要帮助消化脂肪，吃素的时候胆汁分泌较少。长期素食会造成胆囊功能紊乱，容易诱发胆囊结石、胆囊慢性炎症甚至胆囊癌。所以，我们要做到荤素搭配、饮食均衡，并避免饥一顿饱一顿，做到规律饮食。

经常食用鲫鱼豆腐汤有助于保护胆囊。豆腐富含植物固醇和钙，不含胆固醇和油脂，适合胆囊疾病患者食用。而且，容易引起胆囊结石的食物大多为高糖、高脂肪，尤其是肥肉、荤油等脂类含量比较高的食物，以及动物内脏、动物脑部等胆固醇含量较高的食物。另外，对于"隐性油脂"多的食物也要提高警惕，比如各种坚果、牛油果等。

由肥胖引发的并发症

中医经典《黄帝内经》中按体型将肥胖的人分为：膏人、脂人、肉人三种类型。这也是肥胖病学上最早的分型。皮肤松弛，肉也松弛的为"膏"；皮肤坚实、皮下丰满的为"脂"；皮、肉结实又有弹性的为"肉"。不同类型的肥胖，对应不同的调理方法。而且中医认为，肥胖的形成与先天禀赋、过食肥甘、疏于劳作、七情过度、脾胃虚衰、痰饮水湿有关。其中，过食肥甘是形成肥胖的重要原因。

肥胖可能引发的疾病

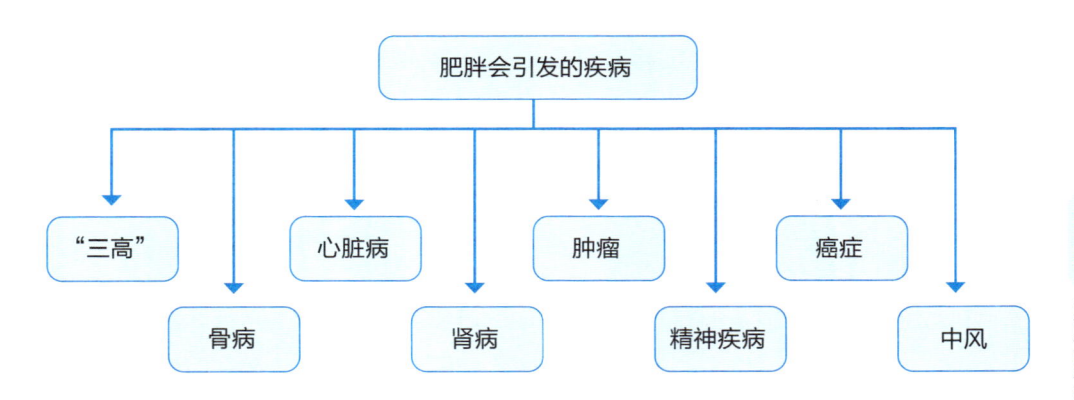

```
                  肥胖会引发的疾病
    ┌──────┬──────┬──────┬──────┬──────┐
  "三高"  心脏病   肿瘤   癌症
    骨病         肾病    精神疾病   中风
```

肥胖不仅会使消化系统疾病明显增加，还会使负重的关节软骨压力增加，磨损程度加大，关节内部结构发生变化而致病，尤其是膝、足等负重关节更容易受累，使骨关节病发病率大大增加。肥胖与癌症也有密切联系。另外，肥胖发生抑郁的概率也较高。

除上图中展示的诸多肥胖并发症外，还有一种肥胖人群常见的危险情形——睡眠呼吸暂停综合征。这种因为肥胖产生的特殊并发症较为常见，而且临床上也有因打鼾猝死的个例。睡眠呼吸暂停综合征最危险的是打鼾不规律，甚至有时候发生不呼吸的状况，这对神经系统和生命都构成了威胁，十分危险。

如何判断自己是否属于肥胖患者

既然肥胖的并发症如此多,且凶险,我们能做什么呢?首先要准确定位自己的体重状况。体重是否在标准范围内,可以通过最简单的公式计算来实现:

标准体重(千克)= 身高(厘米)-105

凡是超过标准体重 10% 的人,为偏重;超过标准体重 20% 的人,为肥胖;低于标准体重 10% 的人,为偏瘦;低于标准体重 20% 的人,为消瘦。

还有一种公式,也是目前全球通用的体重判断指标:

BMI= 体重(千克)/ 身高(米)的平方,数值在 18.5 ~ 24kg/m^2 为正常值。

另外,还可以通过测量腰臀比,适用于鉴别自己是否属于腹部肥胖(也就是前文中提到的苹果型身材)。

过瘦也不健康,关注体重调定点

在体重管理方面,过瘦的老年人也需要注意肌肉锻炼,避免肌肉减少症的发生。肌肉减少症主要见于老年人,以及不爱运动但过度关注控制体重的中年人及青年女性。进入老年后,性激素分泌下降使得肌肉合成不足,一旦被肌肉减少症纠缠,就会增加患者运动失调、跌倒和骨折的风险。临床上,肌肉减少症患者的死亡风险甚至高于肥胖症患者。

除此之外,相信很多肥胖的朋友都曾面临过血脂异常的问题,或许听过无数医生的建议,按时服药,积极运动,甚至只吃素,但效果可能仅仅是一时的,稍不留神血脂又蹿了上去,这背后究竟是什么原因?

原因在于体重调定点。常见的中老年疾病,比如糖尿病、高血压、高血脂、睡眠呼吸暂停综合征等均和肥胖息息相关。肥胖的人大多数都有合并血脂异常的情况,这是由于身体里有一种神奇的调节功能,叫作"体重调定点"。人体内脂肪含量的多少、体重的变化都由这一控制系统进行设定和调节。因此降血脂失败、减肥失败等原因,都与体重调定点密切相关。

如何才能改变体重调定点

除遗传因素的肥胖具有独立性，很难改变以外，其他因素导致的肥胖是可以通过后天努力得到一定控制的。

改变方法主要包括以下 4 个方面：

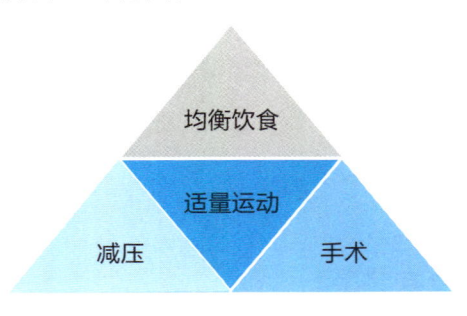

```
         均衡饮食
      适量运动
   减压        手术
```

- 均衡饮食，多吃果蔬，少吃高油、高糖的食物。
- 适量运动，每周中等强度运动至少 3 次，每次不少于 30 分钟。
- 减压，戒烟、减轻工作压力。
- 手术，对于体重系数大于 32 的重度肥胖患者，可以考虑通过减重手术降低体重调定点。

体重管理的重中之重：坚持有氧运动

肥胖患者需要坚持做有氧运动。有氧运动就是全身的运动，以消耗身体能量为主。所以，肥胖患者可以在科学饮食控制的同时，辅以恰当的有氧运动，在能量摄入负平衡的基础上进一步增加能量消耗，帮助减少体内脂肪的沉积。而体重过轻或者有肌肉减少症的人群，可以选择抗阻运动，因为肌肉是练出来的，抗阻运动的作用就是增加肌肉合成，以及延缓肌肉衰减速度。

有氧运动和抗阻运动的类型推荐以下几种，可以依据自身身体情况选择实现程度最高的、最适宜自己的来锻炼。

有氧运动	快步走、游泳、跑步、骑单车、跳广场舞
抗阻运动	瑜伽、哑铃、沙袋、俯卧撑、拔河

减肥要得法，先辨清体质

"千金难买老来瘦"，这句养生谚语清楚地告诉我们，身体胖瘦与健康长寿有着密切的关系。上了年纪的人，身形清瘦一些更健康。想要瘦下来还不反弹，首先要将肥胖的原因和类型了解清楚。

肥胖和肥胖之间也有不同

人太胖了通常身体不好，很容易大病缠身。但肥胖和肥胖之间也是有不同的，有些人减肥却出现越减越肥的结果，甚至还发展出很多疾病，这些都是没有辨清体质、盲目减肥的缘故。

肥胖有三种类型

根据调查和体质研究，肥胖主要分为痰湿型肥胖体质、痰湿挟瘀型肥胖体质、气虚型肥胖体质这三种不同类型。

在国医大师体质土壤论（即强调体质可调，通过改善偏颇土壤就可以改善疾病或预防疾病的发生）的基础上，研究发现，在三种不同体质的肥胖类型中，占比重最多且引发相关疾病种类最多的是痰湿型肥胖体质。

第一种：痰湿型肥胖体质

痰湿型肥胖体质与很多中老年人的常见疾病、慢性疾病、危重疾病相关，为疾病的发生提供了易患病的土壤。

痰湿型肥胖体质的主要特征	上眼睑浮肿、额头爱出油、舌苔油腻
痰湿型肥胖体质的典型症状	特征——腹部肥满松软 主要表现——困重、身倦、嗜睡 次要表现——目胞微浮、喜食肥甘、睡眠打鼾

针对这种类型的肥胖，有一个获得国家专利的化痰祛湿调体方。因为痰湿型肥胖多由脾胃运化不济造成的脂肪堆积，所以此方的主要目的就是推动脾的运化，让脂肪分解，化痰祛湿。而且，这个化痰祛湿调体方可以通过调控肝组织细胞的调往和自噬来逆转脂肪肝的病理改变，预防代谢性疾病的发生。

化痰祛湿调体方

药材

生黄芪、肉桂、制苍术、冬瓜皮、干荷叶、茯苓、泽泻、昆布、海藻、生蒲黄、姜黄、生山楂均适量。

做法

煎制服用。

营养解析

此方中的生黄芪可以补气；肉桂可以温肾阳化水气；制苍术、冬瓜皮、干荷叶、茯苓、泽泻均能利尿祛水湿；昆布和海藻则可以软坚化痰；生蒲黄不仅能补血利水，还能降血脂；姜黄能活血化瘀；生山楂能消食化积，而且生山楂是酸性药材，酸能制约甘，让人不再贪甜口。此方能健脾益气、化痰除湿，主要用于痰湿阻滞所致的胸痹、肥胖、眩晕等病症。

医学专家提醒

此方的具体加减用法用量，需遵循专业医生指导。

第二种：痰湿挟瘀型肥胖体质

痰湿挟瘀型肥胖体质的主要特征	面部色斑、钞票纹、黑眼圈、嘴唇颜色暗、面色暗、舌下静脉瘀紫
痰湿挟瘀型肥胖体质的典型表现	特征——腹部肥满松软 主要表现——面部晦暗、口唇颜色偏暗、舌下静脉瘀紫 次要表现——皮肤粗糙、面部钞票纹、身体某处疼痛

（续上表）

适合痰湿型肥胖和痰湿挟瘀肥胖体质人群日常吃的食物	果蔬类食物——生山楂、柠檬、金橘、番木瓜、桃仁、油菜、丝瓜、黑木耳等 其他食物——玫瑰花、月季花、合欢花、醋、红糖、桂皮、砂仁、小茴香、八角茴香等

第三种：气虚型肥胖体质

气虚型肥胖的主要特征	舌体胖大、舌淡红、气短懒言、容易疲乏、经常头晕健忘
气虚型肥胖的典型特征	特征——肌肉松弛 主要表现——乏力气短、懒言、动则汗出 次要表现——心悸、头晕、容易感冒

适合气虚型肥胖体质人群日常吃的食物：

动物性食物	谷物及豆类食物	果蔬类食物
牛肉、鸡肉、鸡蛋、鹌鹑蛋等	糙米、山药、莲子、白扁豆、黄豆、豆腐等	南瓜、大枣、胡萝卜、香菇等

其中，牛肉的养生效果和生黄芪相似，都可以补气。因为粳米中的很多纤维素被破坏了，所以要选择糙米。还有山药，尤其是铁棍山药，可以平补气阴，补气兼顾滋阴，补中固涩，适合长期食用。南瓜可以补中益气、健脾暖胃。

针对以上三种不同类型的肥胖类型，对于肥胖患者要因胖而异，不是所有的肥胖都需要减肥，而是要针对不同类型的肥胖，了解危害，抓住治疗的正确时机，才能真正做到对症下药。

第七章

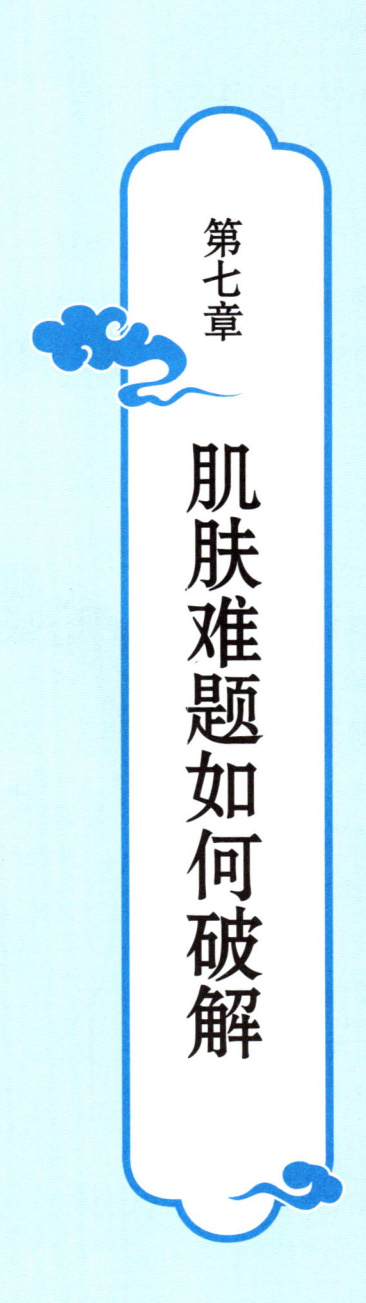

肌肤难题如何破解

你的老年斑健康吗

中医认为"养于内美于外",皮肤就像人体的一面镜子,皮肤出现异常与内脏疾病有着很强的相关性。若脏腑功能失调、气血不顺、精气不足、阴阳失调,皮肤就会松弛、暗沉、生斑。中医能根据皮肤的种种表现顺藤摸瓜,发现隐藏的内脏疾患。

面部与脏腑一一相应

由右图可见,脏腑在人体面部的布局和身体基本一致,是由上至下的。脏腑在面部都有各自相对应的反射区。因此,中医在"望闻问切"的"望"诊(面诊)中,就可以看出一些患者疾病的基本情况,比如在膀胱、子处位置附近经常出现皮疹、瘢痕经久不退的情况,就要留意去医院检查一下,有可能存在子宫肌瘤。

在45岁以上的中老年人群中,有近1/3的人会出现老年斑。而且,这一现象有着年轻化的趋势。其实,老年斑的全称为老年性色素斑,又叫作"脂溢性角化病",属于一种良性表皮增生性肿瘤,同时也是皮肤老化的标志。

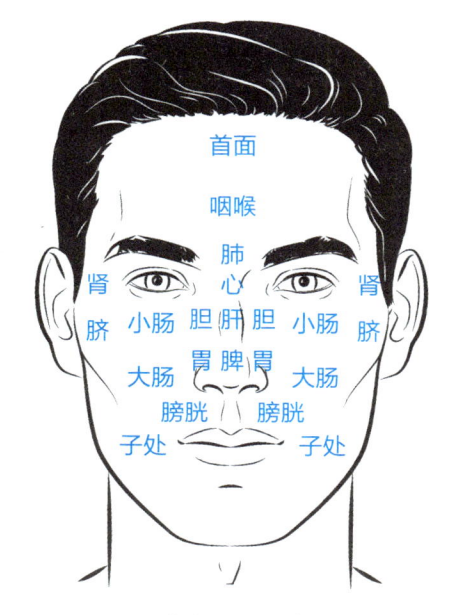

面部与脏腑的关系

大部分人在50岁以后才会开始长,多见于70岁以上的高龄老年人。如果30多岁开始长老年斑,就有些不正常,说明提前衰老了。

人体内产生的垃圾和废物会通过大小便、汗液、尿液等各种形式排出,但也有一部分无法排出的,就化作皮肤上的斑点,说明皮肤也在帮助排毒。

什么样的斑点是老年斑

老年斑通常是指一些老年人面部深褐色的小斑点，形状有圆形、椭圆形。日常生活中常见的老年斑恶变的概率很小。但是若斑点下还有红色的晕圈，这叫作"日光性角化病"，是一种癌前期的病变，多见于长期暴露在紫外线下的人，皮肤偏白的人更容易得日光性角化病。

哪些斑点是致命的危险斑

中老年人如果短期内突然出现较多的老年斑或疣赘（瘊子），而且在很短的时间内变得很多或变大，同时还觉得很痒，就要考虑体内是否存在恶性肿瘤了。

除此之外，如果脸上可以看到紫红色的斑，同时还伴有乏力的症状，那么就要高度警惕皮肌炎的可能。皮肌炎是一种免疫性疾病，如果是中老年人得了皮肌炎，有 30%～50% 的概率会在得皮肌炎之前，或与皮肌炎同时发生肿瘤病变。

怎样才能预防和治疗面部常见的斑点

下面以黄褐斑为例，推荐一款经典古方和一道养肤美食。

七白膏

药材

白芷 30 克、白术 30 克、白蔹 30 克、白附子（生）9 克、白茯苓 9 克、白及 15 克、细辛 9 克、鸡蛋 1 个。

做法

- 将所有药材研磨成粉状，用鸡蛋清调匀。
- 调匀后搓成小指头大小，然后放在阴凉通风处阴干。

用法

每晚夜间洗脸后，用浆水（蔬菜发酵后的水）将阴干后的药材调开，涂抹在脸上即可。

营养解析

如果浆水不方便取用，可以用白水或者蜂蜜水来代替。此方在宋代的《太平圣惠方》和元代的《御药院方》中都有记载，它是利用中医以黑治白、以白治黑的原理，通过七味白色的中药材，来达到美白祛斑、嫩面防皱、治疗黄褐斑的目的。

除古方面膜外，在饮食上也可以有选择性地吃一些养肤食材，比如银耳。

金汤鸡蓉银耳

食材

鸡胸肉250克、银耳100克、南瓜200克、白糖1勺、料酒1勺、食盐3克、鸡蛋1个、水淀粉适量、食用油少许、清水1碗。

做法

- 用破壁机将鸡胸肉制成鸡肉蓉备用。
- 将银耳撕成小朵；将南瓜蒸熟（约10分钟），碾成泥备用。
- 往鸡肉蓉里放1勺白糖、少许料酒、食盐提鲜，再放入蛋清和水淀粉，鸡蓉和蛋清的比例是3:1，再加入少许食用油，提亮色泽。
- 将水烧至90℃左右，将鸡蓉和银耳裹在一起，依次放入水中，待鸡蓉变色以后，小火养制。
- 另起锅倒油，将南瓜泥下入锅中，加少量水和食盐炒开，炒出金汁。
- 将"养"好的鸡蓉和银耳下入南瓜汁中翻炒即可。

营养解析

中医认为，银耳味甘，性平，富有天然特性胶质和滋阴的作用，长期服用可以润肤,且有祛除脸部黄褐斑、雀斑的功效。银耳还富含膳食纤维,有助于胃肠蠕动,减少脂肪吸收。银耳虽好,但也需要好搭档,不易消化的银耳遇上擅养脾胃的南瓜,美味又养生。

维生素强强联合,预防老年斑

在维生素族群中,维生素 C 和维生素 E 都有很好的抗氧化能力,两者结合在一起可以产生保护机制,能有效防止皮肤老化。临床研究发现,防止老年斑需要两个单位的维生素 C 和一个单位的维生素 E 共同结合使用。

以下这些是富含维生素 C 的水果:

草莓　　柠檬　　猕猴桃

相比维生素 C,维生素 E 较容易被破坏。炒菜的时候要控制油温,以免过高,因为油温一高,维生素 E 就会完全被破坏掉,还会产生一种破坏皮肤的过氧化物。所以,植物油、坚果等富含维生素 E 的食物应注意避光、密封存放,并尽快食用完。

动作缓慢是一种病

有一种神秘而隐匿的疾病,经常被误诊为颈椎病、腰椎病甚至中风。这种病一旦确诊,往往已经到了症状明显、生不如死的地步,对患者和家庭造成极大的折磨。这种疾病在中老年人群中有越来越多的趋势。虽然这种病不致死也不致残,也不会影响寿命,但它会明显降低患者的生活质量,让其生活完全不能自理,存在随时骨折的风险,这就是帕金森病。

帕金森病的病因

中医认为帕金森病属于颤证范围。中医经典著作《黄帝内经》和《中藏经》等都有对震颤、麻痹等症状的观察和研究。中医认为帕金森病的病理基础是年老体衰、阴阳失调、肝肾精血亏虚、筋脉失养,从而导致了肢体的震颤。

如果把大脑比作一辆汽车,那患了帕金森病,就好比是方向盘的操控系统出现了故障。那么,在故障发生之前应如何及早发现异常呢?

帕金森病的身体预警——抖、笨、僵

临床上表现主要以震颤、动作缓慢、僵直为主。

初期表现	面部表情减少甚至消失,表情肌僵硬,显得冷漠
后期表现	驼背,执行日常动作很缓慢,容易跌倒造成致命骨折,消瘦

身体常常会出现各种各样的不适症状,有一些休息一下就好了,但有一些可能就是严重疾病的预警,抖、笨、僵背后隐藏着健康危机。如果出现了抖,尤其是静止状态时的抖要警惕了;出现了笨,尤其是动作缓慢逐渐变得不灵活也要警惕;出现了僵,尤其是一侧肢体的手或者脚开始出问题,按照一定的顺序逐渐发展

到四肢，更是要警惕。

人上了年纪通常会出现动作迟缓的情况，其实很多只是骨头、肌肉的问题。帕金森病动作慢的主要原因是肌肉比较僵硬，甚至有些无力。正常人抬手、握拳只需要几秒钟时间，但帕金森病患者可能需要花1~3分钟时间，做得非常慢而且笨拙，尤其是在精细动作上更慢。

10个帕金森病问题自测题

- 从椅子上起立有困难。
- 写的字和以前相比变小了。
- 讲话声音和以前相比变小了。
- 走路容易跌倒。
- 脚有时像粘在地上一样抬不起来。
- 面部表情没有以前那么丰富。
- 胳膊或腿颤抖。
- 自己扣扣子困难。
- 走路时脚拖着地小步走。
- 嗜睡或失眠。

按照问题测试时，第一个问题站起，是指从较矮的椅子上站起，比如马扎；第二个问题写字，同一句子里前面的字大，后面的字越来越小。

此外还能通过几个小动作自查肌肉的灵活性，比如双手打开快速翻转、十个手指交叉、双手握拳然后迅速五指弹开等。

中风患者与帕金森病患者的区分

平举两个胳膊，如果是帕金森病患者，平举胳膊是很困难的，但中风患者可以举起来，只是会出现两边胳膊高度不一致的状况。

> **医学专家提醒**
>
> 核磁共振检查是无法判断帕金森病的,因为这种疾病发生在细胞层面的改变,所以影像看不出来,只能靠症状的进展来判断。

深色食物对帕金森病的病情有益处

深色的食物,比如黑米、紫米、核桃、黑木耳、黑芝麻、黑豆、葡萄等含有酪氨酸较多,更易合成多巴胺,老年人可以选择性地补充。蛋白类、新鲜水果和蔬菜、海鲜、大豆和大豆蛋白也能提供增加多巴胺的酪氨酸,也有助于自身合成多巴胺。还可以多吃粗纤维食物,有规律地大便会对帕金森病的症状有一定的改善。气血不足的帕金森病患者还可多吃黄精、枸杞子、红枣等补血的食物。

> **医学专家提醒**
>
> 如果是正在服药期的帕金森病患者,不要喝奶,包括牛奶、羊奶、骆驼奶、酸奶等各种奶制品。喝奶会影响药物吸收,影响药效。

黑芝麻核桃粉

食材

黑芝麻 15 克、核桃粉 15 克。

做法

将两者以 1:1 的比例加入碗中拌匀食用,也可直接冲泡服用。

营养解析

此方有滋补肝肾、益血润肠、通便的作用。

注意:黑芝麻核桃粉的油脂含量高,老年人及血脂异常者不宜过多食用,适量即可。

皮肤瘙痒，名方浸浴药到病除

皮肤就像城墙一样，保护身体免受外界的侵袭。随着岁月的洗礼，皮肤城墙也会留下斑驳的印记。上了年纪的人，气血不再充分，会出现血燥生风的情况，极易导致皮肤瘙痒。中医将皮肤瘙痒症叫作"风瘙痒"，认为痒与风相关，血燥生风，风盛则痒。中医典籍中也有相关记载：

"风瘙痒者，是体虚受风，风入腠理，与气血相搏，而俱往来于皮肤之间。邪气微，不能冲击为痛，故但瘙痒也。"

——《诸病源候论》

长期皮肤瘙痒，很可能是慢性疾病的早期表现

临床上，皮肤疾病多达 4 000 种。生活中，长期感到皮肤瘙痒千万不能忽视。长期的皮肤瘙痒，往往属于慢性疾病的早期表现。造成皮肤瘙痒的外因有物理因素、化学因素和生物因素。常见的物理因素有内衣勒痕、穿脱袜子、室内外温差等；常见的化学因素有护肤品过敏等；常见的生物因素有宠物携带的细菌、长斑等。除了外因，还有神经性因素也可能造成皮肤瘙痒，比如长期失眠的人容易得神经性皮炎，糖尿病患者也容易出现皮肤瘙痒，还有一些慢性肿瘤的早期表现也会出现皮肤瘙痒，尤其是在肾衰、尿毒症早期。

冬季皮肤问题突出的原因

冬季室内外温差很大，空气中湿度又低。老年人因为肺气不足和其他脏器健康问题，就容易出现皮肤瘙痒等情况。

因此要注意以下三点：

- 洗澡时不能用过热的水。建议水温保持在 40~45℃即可，水温过热反而会对皮肤造成损伤，对病情不利。
- 不宜使用盐水、辣椒水刺激皮肤。这样做只能短暂解痒，但可能引起皮肤红肿甚至感染、溃烂等更严重的问题。
- 不要使用含有激素的软膏。激素使用过多，会引发"三高"、骨质疏松等危险情形。

国医经典洗剂方

如果身边的家人、朋友有皮肤干燥、皮肤瘙痒症、皲裂性湿疹、手足慢性湿疹、神经性皮炎、鱼鳞病、银屑病等问题，都可以用下面这个国医经典方归藤洗剂来护理。

归藤洗剂

药材

当归 30 克、鸡血藤 30 克、艾叶 15 克、桃仁 15 克。

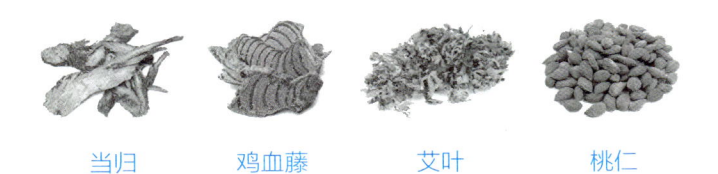

当归　　鸡血藤　　艾叶　　桃仁

做法

以上药材用 3 000 毫升的水煎煮，外洗。如果用来洗澡，可以在煎煮后稍作稀释再用。

营养解析

此方中，当归能补血活血、润燥；鸡血藤能活血补血、舒筋活络，以及润肤；艾叶能理气血、逐寒湿、温经止血；桃仁能活血祛瘀、润肠通便、止咳平喘。

> **医学专家提醒**
>
> 如果条件允许,最好用木浴桶进行浸浴,也可以用药水淋浴,或者用柔软的毛巾蘸取洗液。用点按手法涂抹,一定不要来回使劲擦拭。在洗完后,一定要擦干后涂抹润肤霜。用毛巾敷拭的时候,15~30分钟为宜。
>
> 除用洗剂方外,日常生活中也要注意,比如洗澡的水温不宜过热,自己能耐受的温水即可,这样洗澡后皮肤才不会干燥掉皮;沐浴露可以选择儿童用的,性质更温和;洗澡的次数不要太频繁,夏天可以一天一洗,秋冬可以一星期洗一次。

适合治疗皮肤瘙痒的膏方和养生饮食

肺主皮毛,皮毛依赖肺的精气滋养和温煦,很多皮肤的异常症状都能反映出肺的变化,比如脸上长鲜红色小疙瘩时,说明肺有实热,可以通过清肺热的方法解决。很多皮肤瘙痒的老年人都有肺部气阴两虚的症状,这时采取一般方法补虚往往效果不明显,因此针对气阴两虚这种复杂的病症,可以采取膏方进补。

调理肺虚简便膏方

药材

梨 500 克、桂圆 50 克、贝母 50 克、北沙参 10 克、酸枣仁 50 克、阿胶适量、蜂蜜适量。

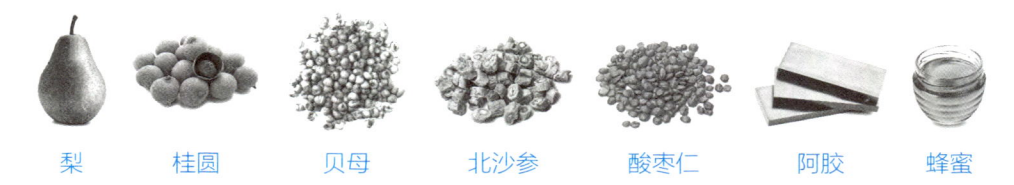

| 梨 | 桂圆 | 贝母 | 北沙参 | 酸枣仁 | 阿胶 | 蜂蜜 |

做法

- 把梨切削成块,桂圆砸碎。
- 把贝母、北沙参、酸枣仁清洗后放入砂锅内,再加入刚才处理好的梨块和桂圆。
- 加水没过所有药材,熬煮 2 小时,滤出;再加水反复煮开一次,再次滤出。

- 将两次滤出的汤汁放在一起，再次煮开后，用汤汁去冲烊阿胶。
- 用筷子搅拌至黏度适中，加入适量蜂蜜即可。

营养解析

此方中，梨入肺、胃经，具有化痰止咳的功效；桂圆益气补血，对体质虚弱的人有益；贝母可以用价格更亲民的浙贝；北沙参入肺经，能清肺热，比其他昂贵的参类更为适合；酸枣仁有安神作用，专治虚烦不眠；阿胶能养血润肤，也能配合其他药材药效的发挥；蜂蜜补益肺气，常用于肺燥干咳。

润肤养颜粥

食材

红枣 6~8 颗、山药 10 克、枸杞子 10 克、核桃仁 10 克、百合 10 克、白米粥适量。

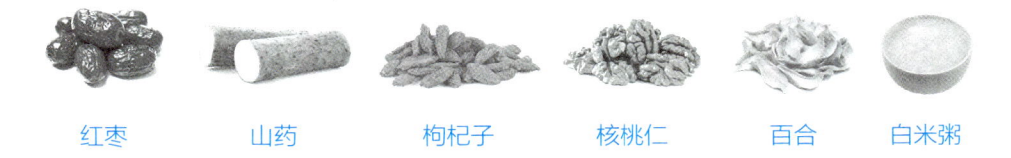

红枣　　山药　　枸杞子　　核桃仁　　百合　　白米粥

做法

将所有食材用清水洗净后浸泡 2 小时，然后一起煮熟即可。

营养解析

此粥中，红枣是养血的圣品；山药有健脾、补充先天肾精的作用；枸杞子能补肾养血、明目滋阴；核桃仁可以益智；百合可以清心除烦。

医学专家提醒

此粥为补品，有上火症状、体内湿气重的人群不适合食用。此外，老年人在零食上也要有选择性，可以选择开心果、核桃、榛子、花生等有养肤效果的坚果，每天吃一把左右的量即可。

银屑病，免疫力紊乱的表现

仔细观察，看看自己的指甲是否有变厚，是否有山脊样的凹槽、棱纹、白点，或者指甲下方是否有出血点；皮肤上是否有红斑，是否出现白色沫沫的皮屑，如果有其中的一种或几种情况，请不要忽视，这说明身体很可能已经存在一种特殊的皮损——银屑病。

银屑病俗称"牛皮癣"，中医上又叫作"白疕症""松皮癣""干癣"等，是一种常见的具有特征性皮损的慢性易复发的炎症性皮肤病。中医典籍《医宗金鉴》中记载："白疕之形如疹疥，色白而痒多不快，因由风邪客皮肤，亦由血燥难荣外。"

大多数人可能都以为银屑病只是单纯的皮肤病，其实不然，银屑病是一种全身免疫性疾病，不容忽视。除了皮肤上的病变，它还会出现其他部位的病变，比如会带来高血压、高血脂、高血糖、高尿酸、股骨头坏死、胃溃疡，以及诱发各种心脑血管问题。

银屑病的本质是炎症

银屑病这种反复发作的皮肤炎症，为什么会引起上述这么多其他疾病呢？这是因为身体里发炎了，而且这个炎症不仅仅限于皮肤，还有骨头、关节甚至血管，会导致心脏血管发炎、脑血管发炎，进而出现脑梗死、心肌炎等更为严重的病。

辨别银屑病只需要一个小动作

既然银屑病很危险，不容忽视，那么怎样才能快速地识别它呢？

用曲别针轻轻地刮擦皮肤上出现皮疹的部位，这时如果看到一层薄膜，刮掉薄膜后出现一些如针尖一样的出血点，这就很有可能是银屑病。

银屑病的典型表现

- 皮肤有红色丘疹和斑块,斑块的表面有银白色的鳞屑,鳞屑去除后有点状出血。
- 指甲有点状凹陷,类似顶针凹陷。
- 头皮可以看到束状发,头发一堆一堆地生长。

银屑病最容易发生的部位

一般来说,银屑病最容易发生的部位是皮肤张力比较大的地方,比如头部、四肢、背部等。关节病型银屑病不仅会影响皮肤,还会影响到关节,一般比较明显的是手部和足部,也可累及腕、踝、肘、膝等四肢大关节。主要症状表现为关节疼痛、红肿、晨僵,进一步发展会出现不同程度的功能障碍,甚至发生残毁。

引发银屑病的高危因素

在初步了解了银屑病的基本知识后,也许会有所疑问,为什么我们原本健康的皮肤会得银屑病呢?它的病因是什么?

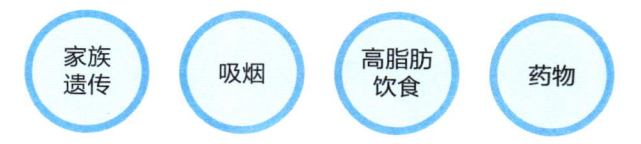

○ 家族遗传　○ 吸烟　○ 高脂肪饮食　○ 药物

家族遗传:大约 1/3 的银屑病患者有一个或多个患有银屑病亲属。

吸烟:吸烟可能会增加患银屑病的风险,并且导致症状加重。

高脂肪饮食:高脂肪饮食会刺激银屑病的发生。

药物:某些心血管疾病的奎宁类药物会诱发银屑病。

预防银屑病必须做的三件事

- 皮肤皮损要及时就医,积极治疗。
- 严防感冒、不抽烟、不喝酒、低脂饮食。

- 常备保湿霜和煤焦油洗剂、水杨酸软膏。

治疗银屑病的常用经典外用方

从病理角度来看，中医认为血热、血燥、血虚是银屑病的发病原因，因为体内有火气和毒素，所以主张根据病机使用清热凉血、祛风解毒的治疗方案治疗银屑病。针对心火旺引起的皮肤问题，可以使用古典医学著作《医宗金鉴》中的外用方——消风玉容散来治疗。

消风玉容散

药材

绿豆面 90 克、白菊花 30 克、白附子 30 克、白芷 30 克、食盐 15 克、冰片 1.5 克、牛奶 5 毫升。

做法

- 将所有药材研磨成粉末。
- 再加入牛奶，调成糊状。

用法

洗脸后均匀涂抹。

营养解析

此方有清热凉血、祛风解毒的功效。其中，白菊花可以抗病毒、解热；白芷可以祛风散寒。

医学专家提醒

银屑病患者的免疫力低于常人，所以在治疗期间的饮食和生活都要格外注意。

湿疹，内调外治效果好

"善治湿疹者，当可谓善治皮肤病之半。"由此可见，湿疹是发病率很高的疾病，夏天潮湿闷热季节尤其高发。在雨水明显增多的夏季，是否感觉到头昏脑涨、身体沉重，甚至皮肤上出现水疱和湿疹呢？这很可能就是湿邪和热邪混杂在一起侵入人体的表现。

湿疹形形色色，皮疹表现不一，所处发病阶段不一样，治疗方法也有所不同。如果不加以重视，容易发展为湿热毒。

湿疹形成的病因

湿疹是脾胃不和导致的，外在表现是皮肤出现红疹、渗出等症状，并伴有奇痒感。

湿疹的主要症状表现

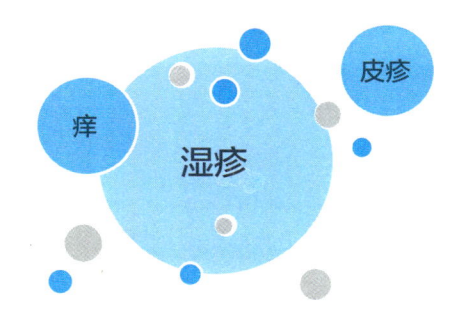

湿疹最主要的特点就是痒，起皮疹、湿疹，并且对称发作。

湿疹的皮疹形态各异，常见的有红斑、丘疹、水疱、糜烂、渗出等。湿疹的痒是很痛苦的，昼夜不停，如果忍不住抓挠，还会因为划痕反应更加难受，易留疤。

湿疹分为急性湿疹和慢性湿疹。急性湿疹主要是起红疹、水疱、有瘙痒，而且在痒的同时还伴有烧灼感；慢性湿疹主要是病程日久，皮肤粗糙肥厚，有明显瘙痒或深部瘙痒，表面有搔痕、血痂。湿疹容易复发，不及时治疗容易转成慢性湿疹。

湿疹拖延治疗所导致的后果

湿疹是分散在皮肤表面的，身体的任何部位都有可能出现。湿疹严重时会感觉疼痛，而且分散注意力，影响正常生活，比如发病部位在脚，严重时会影响行走；发病部位在头上，头皮会流水，头发粘连，非常痛苦。

针对湿疹瘙痒感，推荐外敷方

新三妙散

药材

黄柏 30 克、青黛 3 克、寒水石 15 克、鲜芦荟适量。

做法

- 将黄柏、青黛、寒水石三味药材研磨成粉末，混合在一起。
- 按照比例，用鲜芦荟蘸药粉涂抹于患处。

用法

每日用两次，连用 3~5 天。一般来说，抹完 15 分钟左右就有一定止痒效果。

营养解析

此方中，黄柏苦寒清热，可以清热燥湿，对湿疹脚癣、出水的疗效很好；青黛可以清热凉血；寒水石有收敛止痒的作用；鲜芦荟有清热、燥湿、止痒的作用。四者配合，相得益彰。

医学专家提醒

具体药材取用比例遵医嘱。具体使用时间根据每个人的病情不同遵医嘱。有皮肤渗出液的人不要使用。如果已经出现慢性湿疹,就应注意内外兼治。在治疗上,根据热与湿的轻重不同而加减化裁。

润肤油

材料

食用橄榄油 4~5 勺、白醋 2 小勺。

用法

将食用橄榄油和白醋按照一定比例混合后,涂抹于四肢、躯干部位。

营养解析

此方中,食用橄榄油可以预防皮肤皲裂,防止皮脂腺过少而引起的干痒;白醋可以护肤杀菌。二者结合,能达到润肤、缓解慢性湿疹的目的。

内调外治,湿疹才能好得更快

除了外敷缓解外,还可以内调。内调包括心态调整和饮食调整,心态健康、乐观对病情有很大助益。为此推荐一款祛湿粥,湿疹的患者可经常食用,预防复发。

祛湿粥

食材

茯苓 15 克、山药 15 克、莲子 15 克、芡实 15 克、薏苡仁 15 克、白扁豆 15 克、赤小豆 10 克、小米 10 克。

做法

将上述所有食材洗净,加水煮粥。

营养解析

这道祛湿粥不仅可以辅助治疗，也可以当作日常预防的养生粥，非常适合身体困倦乏力，湿气愈盛时食用。

此外，日常饮食中要有所顾忌。《黄帝内经》中有"过食甘，骨痛而发落"的记载，在临床中，也有不少自身肥胖有湿邪的患者因为吃太多水果而加重病情的。要注意水果、蜂蜜、点心等甘味的食物都会助生湿邪，应该少吃。

临床统计发现，湿疹在潮湿地区或夏季多发，身体受湿热侵入时，常常表现为舌体胖大、舌苔黏腻偏白、舌边缘红，这些是湿热患者的典型舌象表现。

下面推荐一款家庭调理湿热之邪的代茶饮，症状不重的人群可以饮用。

清热祛湿代茶饮

茶材

金银花10克、淡竹叶2克、决明子5克、茯苓6克、通草2克。

做法

上述所有茶材用开水冲泡代茶饮。

营养解析

此代茶饮中，金银花有很好的解毒效果；淡竹叶可以利湿透热；决明子可以改善因为湿热导致的黏便；茯苓可以健脾祛湿，脾祛了湿后才能正常运转起来；通草能通过利尿来清热。五者配合，能达到清热祛湿的目的。

黑棘皮和小疙瘩都是皮肤癌常见的信号

皮肤是一面镜子，我们可以从皮肤的变化和表现来预测身体的一些疾病。皮肤可以容纳人体 1/3 的循环血量，同时皮肤也是人体最大的免疫系统，所以如果内环境发生变化，引起血液成分的改变，是可以在皮肤上表现出来的，其中也包括癌症。其实，如果我们能及早了解一些皮肤异常的"蛛丝马迹"，就可以对某些肿瘤早发现、早诊断，进而早治疗，甚至"防癌于未然"。

哪些皮肤问题与癌症密切相关

第一种皮肤上的癌症信号：黑棘皮病

"棘"是粗糙不平的意思。黑棘皮病的黑斑用普通的洗浴方式是无法洗掉的。

临床研究发现，黑棘皮病分为良性和恶性两种，良性黑棘皮病多与肥胖和糖尿病有关，因为出现黑棘皮，说明患者已经出现了胰岛素抵抗；恶性黑棘皮病多与腹腔内脏肿瘤的发生有关，尤其是与胃癌、腺癌有着密切关系。临床数据统计，有60%的人出现黑棘皮病的同时发现了肿瘤。

	良性黑棘皮病	恶性黑棘皮病
皮损情况	皮肤呈现黑色或灰褐色、皮肤增厚、粗糙呈疣状或小乳头状	最初为污黄色、灰色和棕黄色，随后随着黑色素加深，可发生大面积角化过度
好发部位	后颈、腋下、腹股沟	除良性黑棘皮的好发部位外，严重时还会发生手掌、脚掌的角化过度
触碰手感	如丝绒般	如丝绒般

良性黑棘皮病临床症状轻微，青春期后病情平稳，甚至趋于消退；恶性黑棘皮病的预后不好，肿瘤恶性程度较高，经常短期内致人死亡。所以，如果发现皮肤上

有类似黑斑，要提高警惕，早点排查。

> **医学专家提醒**
>
> 良性黑棘皮病和癌症的发生没有关系。良性黑棘皮病患者通过改善生活方式，调整内分泌，是可以逆转病情的。

第二种皮肤上的癌症信号：菜花样、鸡冠样小疙瘩

除了皮肤变黑，还有很多人身体上有些小疙瘩，这些小疙瘩有的可能与年龄增长相关，但也可能是由于感染了可以致癌的病毒。这种可以致癌的病毒是一个大家族，共有一百多种基因型，其中有些容易侵犯皮肤的基因型叫作皮肤型，而有些容易侵犯黏膜的叫作黏膜型。皮肤型的小疙瘩离癌症的距离相对比较远，几乎不致癌，而黏膜型中的小疙瘩有一部分有着相当高的致癌性。

> **医学专家提醒**
>
> 当出现黏膜型小疙瘩的时候，说明是高危情形，容易致癌。此时要及时就医，确诊病型，以便选择适合的治疗方法。

预防皮肤癌的要点

警惕浴室里的癌症"帮凶"。很多情况下，澡巾搓洗下来的并不是"灰"，而是肌肤的角质层。这些角质层对皮肤具有防护作用，如果搓到身体发红甚至出血，会增加罹患瘙痒症、皮炎、湿疹的概率，甚至有可能诱发皮肤癌。

脸上斑点多，使用洋参经典方

人上了年纪，脸上斑斑点点会多起来。中医认为，皮肤暗淡、生斑、老化和人的气血状态密切相关。如果气血不能上泽于面，那么面部就会出现健康问题。《诸病源候论》中记载："五脏六腑，十二经血，皆上于面。夫血之行，俱荣表里。"可见，气血协调了，面色才会光泽、红润。如果气血瘀滞了，则会造成皮肤暗淡、长斑，比如最为常见的黄褐斑。

中医认为，肝、脾、肾不足，气血不能上荣于面是黄褐斑的主要病机。黄褐斑必须根据体质来进行调理。而且，黄褐斑在围绝经期、女性妊娠期、经期不调等状况下高发。这说明，女性自身内分泌的非正常变化会直接引发黑色素细胞的代谢异常。但注意不同病机类型的患者呈现的黄褐斑状态也不同，需要对症治疗。

引发黄褐斑的几种病机

气滞血瘀型	肝郁气滞型	脾虚湿蕴型	肝肾不足型
斑点颜色为灰褐或黑褐；常伴有慢性肝病；经血暗有血块；舌暗红有瘀斑，脉涩	斑色深褐,弥漫分布；烦躁不安、胸胁胀满、经前乳房胀痛，月经不调；舌红，苔薄，脉弦细	斑色灰褐；伴有疲乏无力、发呆、困倦，月经色淡，白带量多；舌淡胖，边有齿痕，脉濡或细	斑色褐黑，面色晦暗；伴有头晕耳鸣，腰膝酸软，失眠健忘，五心烦热；舌红少苔，脉细

黄褐斑的主要特征

- 呈现褐色或者黑褐色。
- 边沿不规则。
- 左右呈对称性。
- 手感光滑。

能有效美白淡斑的经典面膜和汤药

洋参靓肤方（面膜）

材料

西洋参粉半勺、益母草粉1勺、三七粉1勺、芦荟粉1勺、茯苓粉1勺、鸡蛋1个。

做法

将上述材料搅拌成糊。

用法

适量涂抹在皮肤上。

营养解析

此方中，西洋参能益气养阴，淡色祛斑。益母草和三七能活血化瘀，提亮肌肤色泽。茯苓、芦荟能祛湿解毒，润泽肌肤。此方不仅可以美白淡斑，泽面靓肤，还对很多皮肤疾病有辅助功效。

医学专家提醒

可制成面膜使用，但注意，制作面膜的基质，比如牛奶、蜂蜜、蛋清等一定要小心过敏，另外也可以使用软膜粉。使用此面膜时，皮肤不能有破损。还有，要先少量涂抹在手背上试试是否有过敏反应。

"无瘀不成斑"，色斑、面色等问题除了气血方面的辨证，还要有脏腑的辨证。因为斑的问题与肝气郁结、气滞血瘀关系密切，所以疏肝健脾、活血化瘀也是祛斑的关键。如果有肝气不舒、气血瘀滞的证型出现时，要及时就医。要在医学专家指导下使用调肝化瘀汤进行调理，用内服的药物治疗外在的疾病。

调肝化瘀汤

药材

柴胡、茯苓、当归、川芎、白芍、熟地黄、桃仁、红花、薄荷均适量。

做法

将以上所有药材煎制服用。注意薄荷在最后5分钟放入，以免影响药效。

营养解析

此方汤药中，柴胡能疏肝解郁，为君药；茯苓能健脾和中；当归能补血调经；川芎能活血行气；白芍能养血敛阴，柔肝止痛；熟地黄能甘温养血，滋肾水，益真阴；桃仁、红花能活血化瘀，养血和血，僵蚕祛风散结；薄荷能疏解肝郁之热，达到调理肝气、活血化瘀的目的。

> **医学专家提醒**
>
> 此方汤药中，药材的具体使用克数要根据患者的体质状态，遵照医嘱服用。

日常护肤的关键在心态和饮食

- 保持好心情，思想开朗、包容宽厚，不生气。
- 饮食上要补充维生素，可以多用一些抗氧化的食物。这些食物不仅对斑有好处，而且对老年人抗衰老也有好处。

第八章 如何养出好筋骨

常见的肩周疾病能自行康复吗

搬家提重物时肩膀有撕裂痛，系头发的时候胳膊抬不起来等，这些都是肩关节活动受限的表现。这些表现在中老年人群中十分常见，以至于很多人以为自己得了肩周炎。事实上，有这些表现的肩周疾病往往不是肩周炎，而是一种名为肩袖损伤的疾病。

由于人们对肩袖损伤缺乏了解，所以不够重视，容易被误诊。有的人按照肩周炎的方法治疗多年，结果差点丧失了肩功能，陷入不得不换关节的境地。因此，了解肩袖损伤的基本情况，学会鉴别肩周炎和肩袖损伤就显得尤为重要。

肩周炎和肩袖损伤的区别

	肩袖损伤	肩周炎
症状	活动痛、疼痛弧、局限疼痛	静息痛（安静待着也痛）、广泛疼痛
活动范围	主动活动受限，被动活动明显改善或正常	主动活动和被动活动都受限
病程	无时间限制，越拖越严重	不治可自愈
功能锻炼	加重病情	改善功能

肩袖损伤和肩周炎在症状上有相似之处，例如疼痛，很多患者常把它们混淆。其实，这两种疾病很好区分，肩袖损伤最常见的症状是无力，被动活动不受限，而肩周炎是肌肉有力量，但是活动不好，主动活动和被动运动都受限，而且肩周炎的疼痛包括静息痛，但肩袖损伤没有。肩周炎通过正确的锻炼是可以自愈的，而肩袖损伤如果没有及时治疗或者盲目锻炼，只会越拖越严重。

肩袖损伤的发生率

50 岁以上人群中 30% ~ 50% 有不同程度的致残性肩病			
在无症状的可致残性肩病患者中			
50 ~ 59 岁	60 ~ 69 岁	70 ~ 79 岁	80 ~ 89 岁
13%	20%	31%	51%

可见，年龄越大，致残性肩病的发生率就越高，80 岁以上甚至超过一半。

哪些不规范的动作会引发肩袖损伤

肩袖部位是由冈上肌、肩胛下肌、冈下肌、小圆肌 4 个肌肉组成的，它们像一个套袖一样保护着肩部关节。

当提重物、甩胳膊、遛狗时突然被狗拽着跑、公交急刹车或挤地铁时的推拉、打乒乓球大力拉球等行为发生时，突然的发力可能会引发肩袖损伤。除外力挫伤外，因为年龄原因发生退行性病变，或者由于从事特定职业造成长年磨损，也会出现肩袖损伤。

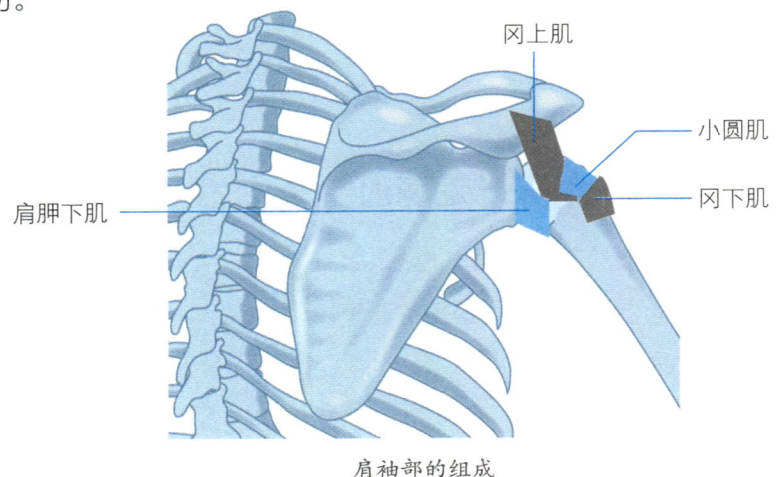

肩袖部的组成

肩袖损伤的诱因

中医认为，肩袖损伤与肝脏的健康有关。"肝藏血，主筋"，这里的筋就是肌腱，肝血濡养肌腱。人到中年后，肝血亏虚，对肌腱的濡养不足，便容易发生损伤。再加上外感的风寒湿，"风寒湿三气杂至，合而为痹也"，就容易造成肩关节活动受限，这些都是肩袖损伤发生的重要诱因。

临床上，肩袖损伤较轻者可以进行中医治疗，比如推拿按摩、针灸，同时再配合活血化瘀类中药治疗。

弹力带锻炼，远离肩袖损伤

借助弹力带，完成下面几个动作，可以有效锻炼肩袖肌肉。

- 动作一：锻炼冈上肌

一手握住弹力带一端，伸直肘关节，另一端用同侧脚踩住，然后在身体的侧方向上抬，抬30~45度，坚持3~5秒钟，然后再缓慢放回。如此反复，20~30个为一组，每天做3~4组。

注意：做的时候动作一定要缓慢，不要猛地牵拉。

- 动作二：锻炼冈下肌和小圆肌

两手分别握住弹力带的两端。张力不要过大，阻力适中。双肘曲90度，肘关节夹住身体两侧，向外侧旋转，坚持3~5秒钟，再缓慢放回。如此反复，20~30个一组，每天做3~4组。

缓解肩疼的推拿疗法：开"返魂锁"

"锁"代表身体气血汇集的地方。之所以叫作"返魂锁"，是因为古代医学认为这里的健康与心肺相关，关乎生命。

具体开"锁"动作操作如下。

- 动作一：开胸锁

将一只手抬起放置后脑勺，另一只手摸到肩膀前方的胸大肌位置，由上往下依次抓（小圆圈代表着力点），力度以有酸胀感为宜。从上往下

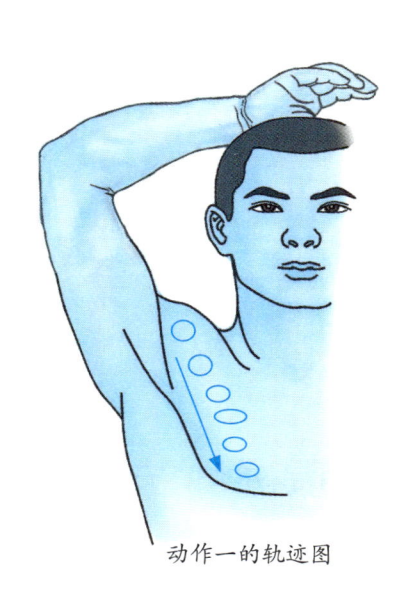

动作一的轨迹图

抓三遍。注意抓的时候手是半弧形的，抓的面积也比较大。

- 动作二：开背锁

腋窝下靠近背部一侧位置开始由上往下抓（小圆圈代表着力点），抓紧时会有酸胀的感觉。从上往下抓三遍。

- 动作三：开痹锁

从上臂的上端肱二头肌位置开始由上往下抓，抓到腋窝位置时，尽可能抓起多一些，然后继续向下抓到靠近胸部的大包穴位置（小圆圈代表着力点）。从上往下抓三遍。

以上这3个动作简单有效，可以帮助肩损伤患者快速缓解肩疼。

动作二的轨迹图

医学专家提醒

如果肩袖损伤已经到达全层损伤的状态，或保守治疗3个月无明显改善时，建议进行关节镜微创手术修复。如果患者坚持继续保守治疗，日后有可能造成肌肉萎缩，胳膊再也无法抬起的严重后果。若错过做关节镜微创手术的时机，最后就只能做肩关节置换手术了。

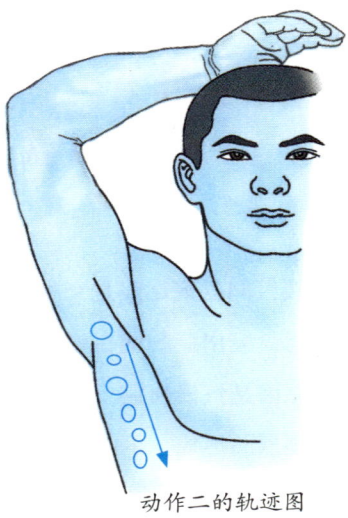

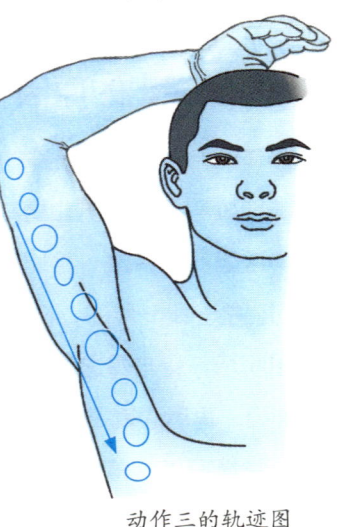

动作三的轨迹图

坚持锻炼以上两个动作，能使肩部肌肉群得到有效提升，可以预防肩袖损伤的发生。

腰椎间盘突出，药包热敷除腰痛

腰椎间盘突出症是一种常见疾病，在成年人群里的发病率为11%。中医上，将腰椎间盘突出症归纳在腰痛、痹病、腰背痛的范畴。同时中医认为腰椎间盘突出的主要原因是气滞血瘀、经络阻滞，不通则痛。如果不引起重视，任其发展，除了会发生剧烈的疼痛，下肢可能还会萎缩，失去正常功能而无法行走。很多人都是平时完全没有征兆，往往是突然的一个动作，"咔"的一下就动不了了。

腰椎间盘突出的原因

身体的背部有一条特殊的"腰带"，它负责抻拉着脊柱，防止脊柱过度前曲倾斜。这里的腰带是一种比喻，它不是连续的，是一段一段的，它就是黄韧带。如右图所示，骨与骨之间是椎间盘，然后是神经，再后边就是黄韧带。

正常情况下，黄韧带的厚度不会超过4毫米，一旦它的厚度超过5毫米，就会向椎管中间挤压侵占，造成神经水肿、剧烈疼痛。

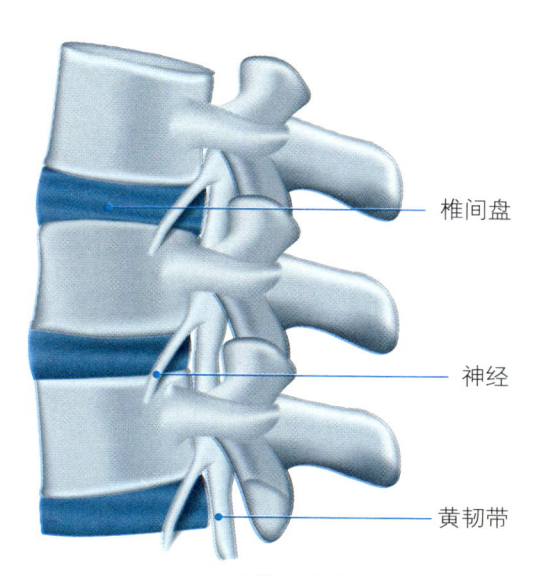

腰椎示意图

哪些动作会引发腰椎问题

- 弯腰洗菜或刷牙。
- 健身器上左右扭动腰肢。
- 胳膊肘斜靠一侧支撑着看电视、看书。

- 长时间保持侧卧睡姿或床太软。
- 在坐姿状态下，回身扭着腰拿东西。

自测腰椎问题的方法

自测的方法——直腿抬高实验。

具体操作

在平躺状态下，将腿伸直，逐渐抬高到 90 度。如果抬高的同时感觉从臀部到腰部有痛感，且痛感会随着动作角度的加大传到脚跟。这是因为，直腿抬高的过程会牵拉刺激到相邻的黄韧带，进而使得疼痛传到腿上，这说明腰椎已经存在问题了。

除直腿抬高外，身体呈站立姿势，上身在后仰的过程中，如果腰部没有明显疼痛，但是腿部有酸沉感，就要考虑可能有椎管狭窄的问题。在弯腰或后仰过程中，如果出现腰部两侧肌肉酸疼，就要考虑有腰肌劳损的情况。

不管是哪一类问题，一旦发现问题应及时就医。建议做核磁共振检查来进一步确诊具体病情，平日不要只靠贴膏药来应对。

可以在家操作的疼痛缓解办法

疼痛急性发作时，可以先进行保守治疗，比如通过轻柔按摩来舒缓肌肉紧张，缓解疼痛。

疼痛急性发作的时候往往十分剧烈，身体无法趴平，腿也不能伸直。应对这种急性发作，可以用掌根部从背到腿轻柔地单向推揉，松解紧张的肌肉，减轻疼痛。切忌用力过大，也不要按揉穴位，以免刺激神经加重水肿。

按摩的同时还可以用药包进行热敷

缓解腰椎疼痛的药包

药材

透骨草 30 克、桂枝 30 克、桑枝 30 克、黄柏 30 克、红花 30 克、川椒 30

克、鸡血藤30克、伸筋草30克、当归30克、赤芍30克。

做法

将以上所有药材装入布袋子中,用冷水浸泡30分钟,再煎煮30分钟即可。

用法

放在腰部热敷。每天1次,每次时长20~30分钟。

> **医学专家提醒**
> 在进行如上治疗期间,应尽量卧床静养,不要进行家务劳动。

适合在家锻炼腰部的小动作

- 搓热双手,将双手放于腰部两个肋骨的下缘,顺着腰部往下一直揉搓到小腿,揉30下。
- 手握空拳,自上至下拍打胆经30下。
- 踮脚拉伸腰腿部,踮30下。

这组动作每天可以做3~5次,建议老年人尽量靠墙或扶墙进行锻炼,以防摔倒。

缓解腰痛特效穴:委中穴

具体操作

自我按摩委中穴,可以选择端坐垂足位,双手轻握大腿两侧,大拇指在上,其余四指在下。食指与中指置于膝窝中,用两指指腹用力向内揉按,持续1~3分钟。

功效

按摩委中穴对于单侧腰肌劳损、腰痛无法转侧等症状十分有效。

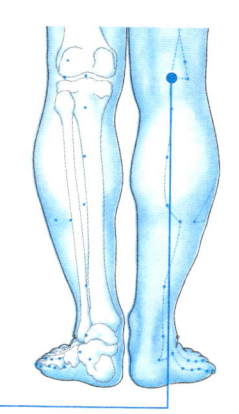

委中穴
委中穴位于腘横纹中点。取穴时,俯卧或站立,在腘横纹上,左右两条大筋(肱二头肌腱、半腱肌腱)的中间按压有动脉搏动感处即为委中穴。

老年人如何预防骨质疏松

中医上，将骨质疏松划分到了骨痿、骨痹的范畴。同时中医认为肾主骨，生髓藏精，为先天之本，肾精的盛衰与骨骼的生长代谢有着密切的关系。《黄帝内经》中更是明确地提出了"骨痿者补肾以治之"的治疗原则，认为肾虚能够让骨头萎缩。

我们必须先了解骨骼生长代谢的规律，了解骨头的需要，才能有效预防和治疗。正常人的骨头是需要动态平衡的，成骨细胞要有很好的活性，要具备分泌作用，能将钙盐释放出来，然后通过"催化剂"的作用使钙盐附着在骨头上。而老年人的骨头没有足够的钙盐释放，胶原也在不断流失，所以骨头缺少硬度和韧度，更容易骨折。

好骨头重建，重力很重要

好骨头光补钙是不够的，解决的办法是要补充钙磷矿物质和胶原蛋白，尤其是胶原蛋白非常重要。但是好骨头仅有钙磷矿物质和胶原蛋白也还不够，必须要有"催化剂"才行，这个"催化剂"就是有重力的运动。

临床中经常遇到长期卧床的患者出现骨质疏松严重的情况。这是因为当骨感受不到重力的存在，在卧床的状态下，腿不接受身体给它的重力传递，脊柱对腿没有生长刺激，骨就停止了生长，骨量开始大量流失。

哪些生活习惯会加速骨量流失

- 碳酸饮料。碳酸饮料中含有高糖、高磷、咖啡因，这些都会造成钙质的流失。如果长期喝碳酸饮料，髋部骨折风险会增加14%。
- 咖啡。每天喝咖啡不宜超过2杯。
- 浓茶。不宜长期喝。

哪些食物可以补钙

想要补充钙磷矿物质，通过吃就可以解决，尤其注意蛋白质和维生素 D 的补充。但一定要注意，老年人蛋白质每天的摄入量要适量。如果超量，会导致肝肾功能的负担加重。

中老年人每天每千克体重蛋白质摄入量为 0.8~1 克。

当然，食物可以补充的钙是有限的。对于骨质疏松比较严重的人，光靠食物补充还不够，还需要药物的补充，比如骨形成促进剂，治疗后，能让断裂的部分连接起来，增加骨密度。

医学专家提醒

女性 50 岁绝经前后就应该关注骨健康；男性则在 60 岁左右。如果日常体力活动较少的人群，40 岁以上就应该开始关注骨健康。

骨质疏松症自测表

简单测试题	您的回答	
您是否因为轻微碰撞或跌倒就伤到自己的骨骼？	是	否
您的父母有没有因为轻微碰撞或跌倒就发生髋部骨折的情况？	是	否
您经常连续 3 个月以上服用可的松、泼尼松等激素类药品吗？	是	否
您身高是否比年轻时低了？（超过 3 厘米）	是	否
您经常大量饮酒吗？	是	否
您每天吸烟超过 20 支吗？	是	否
您经常腹泻吗？（由消化道疾病或肠炎引起）	是	否
女士回答：您是否在 45 岁之前就绝经了？	是	否
男士回答：您是否患有阳痿或缺乏性欲这样的症状？	是	否

想知道自己是否患有骨质疏松症，可以通过上面的测试表进行骨质疏松症的自我评估。

> **医学专家提醒**
>
> 如果您有任何一条的答案是"是",就表明患有骨质疏松症的危险,需要到医院做进一步的检查。

医学专家推荐的补钙食疗方

古代虽然没有补钙的观念,但认为肾脏可藏骨髓之精,多吃含钙高的豆类食物有益健康。所以,选对食材和方法很重要。

不和面的黏豆包

食材

黑豆 100 克、红腰豆 100 克、花豆 50 克、芸豆 50 克、面粉 30 克、糯米粉 50 克、陈皮 10 克、枸杞子 15 颗、花生油 5 克、蜂蜜 3 克。

做法

- 将各种豆类洗干净后,提前用冷水浸泡一晚(至少 4 小时)备用;陈皮洗净剁碎备用。
- 豆子上锅蒸 1 小时,用手碾压成泥。
- 碗中放少量花生油,再放入面粉,加入陈皮、蜂蜜和枸杞子搅拌均匀,捏成团子。
- 团子上蘸少许水,放入糯米粉摇匀后,豆馅表层均匀沾上薄薄一层糯米粉。
- 上锅蒸 5 分钟即可。

营养解析

此方中,黑豆的钙含量高达 224 毫克/百克;芸豆的钙含量高达 349 毫克/百克;花豆的钙含量高达 221 毫克/百克。三者共同搭配,补钙效果突出。该黏豆包口感软易消化,不含脂肪,能降低胆固醇及控制血糖,非常适合老年人食用。

对于痛风，我们常有这样的误解

痛风是一种被大家低估的疾病，在青年男性和老年人中常见，在吃完火锅后最容易发作。

痛风的本质来源于《黄帝内经》的"痹证"概念，多由风、寒、湿、热之邪乘虚袭于经络，致使气血凝滞，痰浊痹阻所致。痛风的发病无外乎内外两个方面的原因：内因是情志失调、劳倦过度、禀赋不足、脏腑不和、年高体衰，尤其以脾肾二脏的清浊代谢紊乱最为突出；外因是感受外邪、长期饮酒和饮食不节。

痛风对身体的伤害

痛风像刺一样沉积在人体各个重要的关节上。有一部分会覆盖在关节的软骨表面，造成软骨的破坏、腐蚀，影响到全身各个关节，甚至可以造成关节功能的退变、丧失，造成不可逆的损伤，甚至使人不得不花费巨大代价更换人工关节。

痛风的 4 个阶段

无症状高尿酸血症期	急性发作期	慢性发作期	痛风肾期

痛风虽然越往后病情越重，但其实无论哪个阶段都会损伤肾功能。临床上很多患者从来不体检，到了肾脏的尿酸结石急性发作期时，才发现自己早就过了无症状高尿酸血症期。

> **医学专家提醒**
>
> 正常的尿酸值是 416μmol/L，尿酸高过 500μmol/L 的人群要特别注意了，很大概率 5 年内会发展到急性发作期，其中 20% 的人还可能会发展为痛风肾期。已经确诊为痛风的患者，日常中尿酸最好能够控制在 350~390μmol/L 之间，尿液酸碱度应该大于 6.5。

患上痛风后如何判断自己处于哪个阶段

无症状高尿酸血症期：体检才能发现。需做尿常规检查。

急性发作期：疼痛一般会持续 7 天左右。

发作间歇期：间歇期可能会持续几天或几周，这期间症状会消失，但大多数终会复发。

慢性发作期：没有不疼的时候。

> **医学专家提醒**
>
> 一般来说，女性在绝经前不会得痛风。

痛风的两个主要证型

湿热蕴结型（急性发作期）	痰瘀互阻型（间歇期或慢性发作期）
小肢小关节突发红肿疼痛、拒按 溲黄便干、舌红、苔腻 伴随发热口渴、心烦不安 触之局部灼热、得凉则舒	肌肤颜色紫暗、按之稍硬 肌肤干燥、皮色暗沉 舌质紫暗或有瘀斑、苔薄黄 局部肿胀变形、屈伸不利 关节红肿刺痛

治疗湿热蕴结型（急性期）痛风的方剂

二黄苍白糊

药材

苍术 10 克、黄柏 10 克、白芷 10 克、大黄 10 克、青黛 5 克、冰片 5 克、芒硝50克。

做法

- 将苍术、黄柏、白芷、大黄一起打成粉末。
- 将芒硝冲水化水，开火加热，一开始化就立刻关火，不要太长时间。
- 待芒硝水晾至温热的程度后，再用其调和上面的各种药粉及青黛和冰片。调后的状态要像芝麻糊一样，不能太稀也不能太稠，这样药效才能充分发挥。

用法

用勺子挖起1小勺平铺于病患部位，再用保鲜膜将其包裹住。裹住后大概30~60分钟去掉，以免出现药物过敏。每天敷1次，3天一个疗程，连续1~3个疗程。

营养解析

此方中，苍术能苦温燥湿；黄柏能清热利湿；白芷能通络止痛；大黄能活血泻火；青黛凉血消肿；冰片止痛；芒硝清火消肿。此方有清热解毒、活血通络、消肿止痛的作用。

预防痛风的饮食

痛风的发作与饮食也十分相关，所以除了要少吃高嘌呤的火锅，还应有选择性地吃能预防痛风发作的饮食。

香根鱼跑蛋

食材

鸡蛋4个、太湖银鱼25条、豌豆1小把、豆苗3克、生姜5克、香葱10克、淀粉少许、食用油适量、清水1小碗。

做法

- 生姜一半榨成姜汁，一半切成姜丝备用；鸡蛋液中加少许姜汁和少量淀粉，充分搅拌。

- 将一半蛋液倒入锅中炒熟，再倒回另一半蛋液中待用，再往蛋液中放少许豌豆。
- 太湖银鱼中放入少量香葱和姜丝，搅拌均匀待用。
- 把腌制好的太湖银鱼挑出来放入待用的蛋液中。
- 将放入太湖银鱼的蛋液倒入油锅中，煎至两面金黄，盛出。
- 将葱根（香根）带须煎成金黄色，待用。
- 锅中放入姜丝煎至金黄，加少量水（刚刚没过平底锅），再把煎好的太湖银鱼蛋饼放进去。
- 待水分吸收差不多时，放一小撮豌豆苗在饼上，翻个儿后即可出锅。

营养解析

这道菜富含营养素，可以帮助有效控制尿酸。所用的太湖银鱼嘌呤含量只有 23 mg/100g，低于香葱和西兰花，可以放心食用；豌豆富含维生素 B，可以有效防止尿酸盐的产生。

祛风止痛代茶饮

茶材

青风藤 15 克、忍冬藤 15 克、桑叶 15 克、炒薏苡仁 30 克、百合 30 克。

做法

开水冲泡。

营养解析

此代茶饮中，青风藤中的青藤碱是一种非常有效的生物碱；忍冬藤是金银花的根茎，有清热的作用；桑叶能舒缓清热、降血糖；炒薏苡仁能健脾；百合可以安神养阴，同时也是一种生物碱。此代茶饮能祛风止痛。

医学专家提醒

如果掌握不好量，可以每天冲泡一把，一直反复冲泡到没有味道即可。

颈椎问题，宫廷正骨学起来

随着电子科技产品在生活中越发广泛的应用，很多年轻人成了"低头族"，也开始有颈椎病了。颈椎病逐渐成为年龄段广泛且发病率居高不下的一种疾病。

说起颈椎，就离不开筋骨。中医认为，筋骨是保持人体正常结构的基础。骨为阳，筋为阴，两者平衡配合才能成为一个有机的整体。《黄帝内经·素问》中记载"骨正筋柔，气血以流"，说明筋与骨要处在一个动态的平衡中，才能维持气血运行通畅，才能保持身体局部枢纽的正常活动和施展，而颈椎就是人体重要的身体枢纽之一。

颈椎生病往往是由于骨与筋之间的平衡被打破了，这点从颈椎病的自我测量中就可以看出。

颈椎病的自我测量法

手指法

具体操作

双手手掌均五指并拢，向前伸出。观察小拇指的位置，如果在刻意控制的情况下，小拇指仍旧无法与其他手指并拢，说明颈椎出现了问题，肌肉控制不自如了，骨与筋之间不平衡了。

开合拳法

具体操作

双手向前伸直，开始计时，在10秒钟内是否可以完成20次手掌握拳、松开、再握拳、再松开的循环。如果次数偏差较大，手掌开合的速度较慢，说明颈椎健康存在问题。

| 手麻 | 头晕 | 脖子痛 | 肩胛骨疼 |

颈椎病最常见的身体表现是脖子痛；有些患者感觉是肩胛骨疼；还有些患者可

能感觉头晕目眩，甚至刺激交感神经系统后可能还会造成血压升高；还有病情比较重的患者可能会出现走路不稳、手麻或者手指不灵活的情况。大多数患者最开始都是发现自己逐渐写字不顺溜了，吃饭用筷子也夹不起来东西了，还以为是自己年纪大了，脑子逐渐退化导致的，殊不知其实是颈椎出现了问题。

颈椎病的三种主要类型

第一种颈椎病	第二种颈椎病	第三种颈椎病
间盘突出，软骨碎裂、掉出，进而压迫神经	颈椎里长出骨头（后纵韧带骨化症），这种类型我国患者较为多见	骨头里长骨刺，发生了骨头的增生，进而压迫神经

以上三种颈椎病都会压迫神经，使身体受到一系列的损伤，进而产生一系列不同的身体表现。压迫的神经位置不同，出现的症状表现也不同。其中最危险的是压迫到了脊髓神经，一旦被压迫，就会发生脊髓型颈椎病。脊髓型颈椎病在早期可能会被忽视，因为它的表现比较安静、隐秘，虽然会出现手脚略显笨拙、颈肩部不适、走路困难、胸腹部有束带感等情况，但手脚不麻、不疼。

按摩是减缓颈椎病疼痛的正确方式吗

按摩作为古老的治疗技术，深受大众的认可和喜爱。按摩针对部分肌肉的痉挛性疼痛确实有一定的缓解作用，因为按摩可以舒缓痉挛。但是，并不是所有的疼痛都适用。

像颈椎病引发的疼痛，它的根本原因在于神经挤压，神经受到挤压以后，它的表象是肌肉痉挛，根源在神经上而不在肌肉上。所以，此时按摩的作用微乎其微，按摩结束没多久，疼痛又会再次发生。

> **医学专家提醒**
>
> 非必要不要经常性做肌肉按摩，因为肌肉损伤是不可修复的。每一次按摩都会造成肌肉纤维的断裂，过于频繁的按摩会使纤维断裂越来越多，肌肉就会变得僵硬。

针对颈椎病的实用疗法——熥药热敷疗法

熥药热敷疗法是宫廷正骨中的特色疗法，主要的功效是舒筋活络。随着时代的变化，渐渐发展形成了适合不同部位疾病使用的特色熥药。其中，颈肩热敷方具有治疗神经根型颈椎病和椎动脉型颈椎病的功效。

颈肩热敷方

药材

伸筋草、鸡血藤、红花、乳香、没药、羌活、独活等20多味中药均适量。

做法

将以上所有药材研成细末或捣烂，用布包好蒸热，直接敷在患病部位。

用法

一服药可反复使用5日，每日热敷1次，每次1小时以上。以连续治疗30日为一个疗程。

> **医学专家提醒**
>
> 颈肩热敷方的具体药材加减和克数，要遵医嘱。

适合颈椎病患者的运动

轻度颈椎病患者在症状较轻时，推荐进行舒缓、低强度的活动，比如散步、打拳、仰泳、颈部保健操等。如果颈椎病较严重，症状明显，应在医生指导下进行生活保健和康复活动，但总原则是不增加颈部负荷，比如不进行打羽毛球等剧烈活动。

保膝运动，远离骨关节炎

生活中是否有过这种感觉，在拍合照需要蹲下去时蹲不下去，在爬楼梯或下楼梯的时候膝盖疼等，这说明膝关节可能已经出现了问题。

《黄帝内经》中记载"膝者，筋之府""骨属屈伸""阳明者……主润宗筋，宗筋主束骨而利机关也"，说明筋、骨、肌肉是膝维持膝关节功能的主要结构。在功能正常的时候，膝关节才会屈伸自如，反之则出现"屈身不能，行则偻附"，也就是膝关节损伤后的表现。

如何判断膝关节存在损伤或炎症

当出现以下几种情况时，就要警惕是不是出现了骨关节炎。

- 晨起或长时间休息后关节僵硬、疼痛。
- 关节肿胀，摸起来发热。
- 走路或膝盖弯曲后疼。
- 走着走着，腿像被卡住了一样走不动。
- 出现骨摩擦音，关节无力，有响声。

此外，久坐、受凉、受伤、使用不当（跷二郎腿、盘腿坐着、蹲着干活、频繁爬楼、运动过量）等，这些原因都会损伤膝关节。

已经出现损伤的膝关节，由于软骨损伤、滑液减少，膝盖运动时软骨下的骨头就会产生摩擦，上下楼的时候摩擦感明显，蹲下起身的时候会有吱吱嘎嘎的声响，而且患者会感到清晰的痛感。

医学专家提醒

膝关节的关节软骨在50岁以后无法再生。

膝关节炎的发展过程

第一阶段是下楼疼；第二阶段是上楼疼；第三阶段是走平路疼；第四阶段是静息痛，也就是不活动不运动也会疼。

临床上研判，如果病情已经发展到静息痛时，建议进行关节置换手术。当然，关节置换也要符合一定的手术条件。因此，提早关注膝关节的问题可以有效延缓关节衰老。

膝关节出现损伤的原因

久坐　　久蹲　　盘腿坐　　频繁爬楼　　受凉

- 不可久坐。久坐会影响到关节软骨的营养。
- 关节软骨使用不当（盘腿坐着、蹲着干活、频繁爬楼、运动过量都属于使用不当）。
- 避免强力碰撞、挫伤（这也是骨关节炎常见的诱因）。
- 避免受凉（受凉会使关节周围的血液循环减少，同时滑膜的营养及修复能力下降）。

不运动也不好，软骨需要营养

关节软骨就像海绵一样，正常情况下，关节软骨里的水分含量在 70% 左右。在运动过程中，随着重力的变化。软骨细胞会靠松开、挤压、再松开、再挤压这个过程来吸收滑膜关节液里的营养成分。所以，如果不运动了营养会进不去，那软骨细胞就要饿坏了。

治疗关节病的经验取穴法——关节三针

取穴：内膝眼、外膝眼、鹤顶穴。

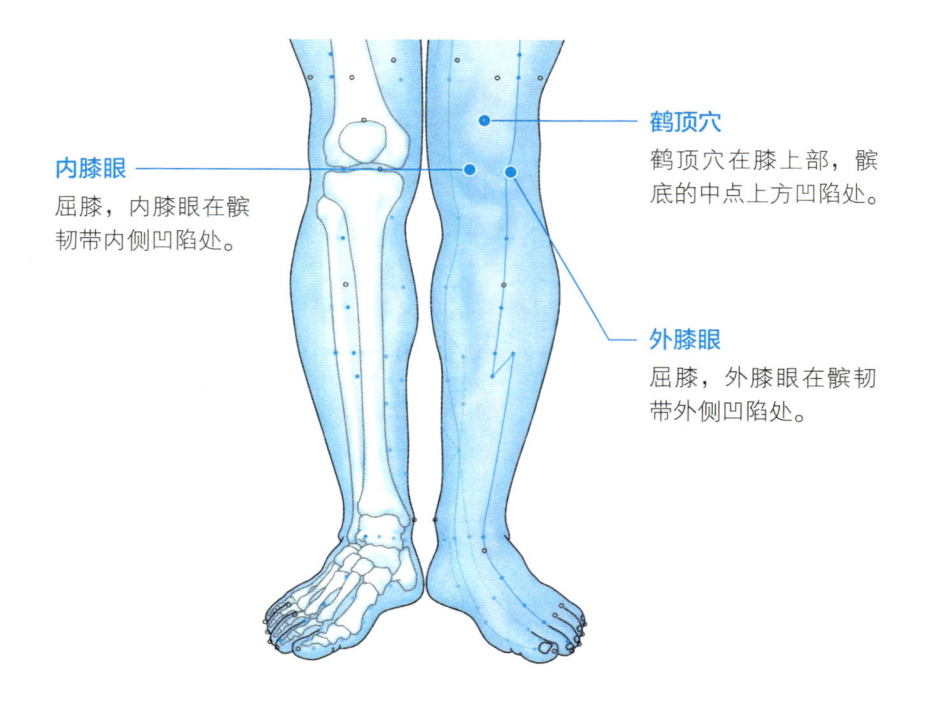

内膝眼
屈膝，内膝眼在髌韧带内侧凹陷处。

鹤顶穴
鹤顶穴在膝上部，髌底的中点上方凹陷处。

外膝眼
屈膝，外膝眼在髌韧带外侧凹陷处。

具体操作

以上 3 个穴位扎针，15 分钟后，膝盖疼痛感会明显减轻，双腿轻松许多。

以上这 3 个穴位也可以用艾灸的方法养生保健，每个穴位艾灸 5 分钟，可以改善膝关节的疼痛，很适合老年人在家中操作。

除了外部治疗，饮食调理也要同步

脆渣牛肉饼

食材

饺子皮 20 张、牛肉馅 300 克、西瓜皮白瓤粒 200 克、鸡蛋 1 个、熟芝麻少许、葱末 1 勺、白糖 3 克、食盐 3 克、十三香 3 克、酱油 1 勺、香油 5 滴、食用油适量。

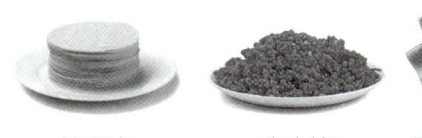

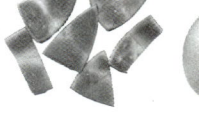

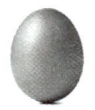

饺子皮　　　牛肉馅　　　西瓜皮白瓤粒　　　鸡蛋

做法

- 给牛肉馅加入适量西瓜皮白瓤粒、葱末、鸡蛋，再加少许食盐、白糖、十三香、酱油、香油、熟芝麻调味，搅拌均匀。
- 将饺子皮擀薄，一面抹上油，均匀铺上肉馅，肉馅上再铺一层饺子皮，依次叠加。
- 待3张饺子皮里夹着两层肉馅后，用小刀从饼中间划开，沿边卷起，卷成花卷。
- 将花卷再按压呈饼状，这时会有部分牛肉馅露出。
- 锅中少油，牛肉饼煎至两面金黄即可。

营养解析

此饼中，牛肉含有丰富的蛋白质、氨基酸，是生长发育和修复细胞组织必需的重要物质，可以提高机体的免疫力，缓解腰膝酸软乏力的症状。西瓜皮白瓤因为含有丰富的维生素、大量的水分、少量的无机盐，以及多种氨基酸等成分，能够有效补充人体缺失的水分和营养。

平衡力——老年人防摔要点

老年人身上难免有一种或多种的慢性疾病，但是这些慢性疾病并不一定会影响器官的功能。老年人身体不健康的开始，并不是慢性疾病，而是被忽视的致命杀手——跌倒。对老年人来说，跌倒比慢性疾病还严重。

跌倒造成的伤害非常严重，比如侧向跌倒会引发髋骨骨折、正身向后坐跌会引起脊柱骨折、摔倒导致头部发生碰撞会引发脑出血等。以髋骨骨折为例，有条件的老年人可以做髋骨置换手术，但是有的老年人本身骨质疏松，没法承受髋骨置换手术。长期卧床又会导致并发症的出现，比如肌肉萎缩、褥疮、便秘、肺部感染等，严重影响老年人的生活质量。那么老年人跌倒的原因是什么呢？该如何避免跌倒呢？

老年人跌倒的原因

老年人摔倒骨折、致残大都和骨质疏松有关。跌倒的情况又与肌肉力量和平衡能力有关。那么，如何知道肌肉力量是否够用、是否正常呢？

可以尝试一个实用的肌肉小测试问答。

肌肉测试小问题	是或否
1. 是否可以单臂举起、放下 4.5 千克重的物体？	
2. 是否可以在手扶的情况下轻松上一层楼？	
3. 是否可以快速从座位上站起来？	
4. 是否可以轻松穿越一个房间？	
5. 一年以内是否有过跌倒？	

除了肌肉有力量，导致跌倒还有一个重要因素——平衡力。如何知道自己的平衡力高低呢？可以用下面的平衡力小游戏测试一下。

【具体操作】

站在一个固定点，将单手手臂抬起伸直，用不同颜色的标志物标识一下手指尖的位置，然后身体最大程度前倾，记录最大程度下（即惯力迈步前）手指尖的位置。用尺子测量前后两次位置之间的直线距离。

【医学专家提醒】

如果这个距离小于 15 厘米，说明平衡能力差，跌倒风险较大。

此外，还可以这样来做自测跌倒风险。

- 脚尖和脚跟连成一条线，站 10 秒。如果无法坚持 10 秒，跌倒的风险比较高。
- 先坐着，然后站起来走到 3 米远的地方再转身往回走，坐下。用时 10 秒以内正常；超过 20 秒，跌倒的风险比较高。

日常小动作，增加肌肉的力量

- 平躺高抬腿：平躺于床上，伸直膝盖，向上抬起双腿，慢起慢落。15 下为 1 组，每天 3 次，每次 3 组。
- 静蹲：上身挺直，膝盖和脚尖方向一致，保持半蹲。5 分钟为 1 组，每天练 3 次，每次 3 组。

保护膝盖、增强韧带功能的锻炼

膝盖的正上方、大腿正前方的肌肉是股四头肌，这部分的肌肉力量强，维持落地的张力才强，落地才稳当。而与它相对的大腿后方的肌肉，比较容易受到环境温度或外界刺激而发生挛缩。所以韧带锻炼的内容主要有两个：一是增强股四头肌的力量；二是做后方肌肉的拉伸。

> 增强股四头肌力量的训练

将单侧腿伸直，脚尖勾起，整体抬高，抬高至距离水平往上 30 度左右即可。此角度下坚持 10 秒，缓慢放下。可以两腿交替练，早中晚 3 组，每组 10 个起，每个 10 秒。

> 后方肌肉拉伸的训练

双手伸直，向前弯腰够脚尖。尽量往下够，持续 3~5 秒，腿后微微感觉酸胀，起身放松。早晚各 1 组，每组 10~15 个。

老年人在饮食上的注意事项

通过运动和饮食两大方面的努力，再通过医患合作，就可以减少肌肉流失，甚至再把肌肉质量"练"回来。简单来说，坚持肌肉锻炼的同时，吃对营养食材是可以预防跌倒的。因此老年人要保证足够的蛋白质摄入量，并且三餐都要兼顾，这样肌肉力量才能得到保障。

蛋白质摄入量应是 1 千克体重每天摄入 1.2 克蛋白质，比如 60 千克重的老年人，每天的蛋白质摄入量约 72 克。

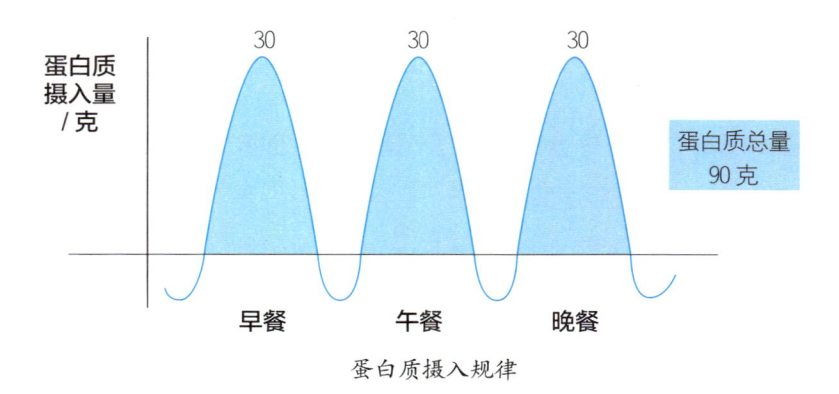

蛋白质摄入规律

蛋白质摄入量在三餐中应尽量做到均衡。尤其是 65 岁以上的老年人，一定要注意每日的蛋白质摄取状态，这样才能保证肌肉和力量的健康。

莼脆虾仁

食材

莼菜 150 克、虾仁 25 个、鸡蛋 2 个、鸡汤 1 碗、牛奶 1 小杯、水淀粉 2 小勺、食盐 3~5 克、食用油适量。

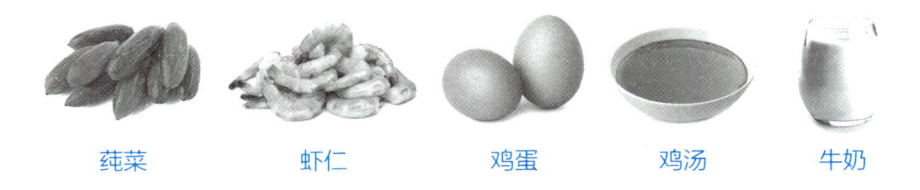

| 莼菜 | 虾仁 | 鸡蛋 | 鸡汤 | 牛奶 |

做法

- 将鸡汤烧开,放少许食盐,下入莼菜焯制 5 秒钟,捞出备用。
- 虾仁下锅炒 15 秒钟。
- 取蛋清,加少许牛奶、水淀粉,搅拌均匀。
- 另起锅,倒少许油,将蛋清均匀摊开,下入虾仁,将蛋清与虾仁翻炒均匀后,与莼菜混合即可。

营养解析

这道菜中,虾仁不仅钙含量高,还高蛋白、低油脂,非常适合老年人食用。虾仁和蛋清搭配,能降低胆固醇和脂肪,且容易消化,是老年人补充蛋白质的优质选择。